# RECHERCHES

SUR LE MÉCANISME

## DE LA VOIX HUMAINE.

IMPRIMERIE DE HENRI DUPUY,
rue de la Monnaie, n. 11.

# RECHERCHES

## SUR LE MÉCANISME

DE

# LA VOIX HUMAINE

Ouvrage qui a obtenu un prix à la Société des sciences
physiques et chimiques de Paris,

PRÉCÉDÉ DU

## RAPPORT

DE MM. G. CUVIER, DE PRONY ET SAVART,

A L'ACADÉMIE ROYALE DES SCIENCES,

### PAR F. BENNATI,

Docteur en Médecine et en Chirurgie des Facultés de Vienne, Padoue et Pavie;
associé de la Société royale de Médecine et de Chirurgie d'Édinbourg; membre de la Société des Sciences physiques et chimiques de Paris; membre correspondant de l'Académie royale des Sciences de Rouen, de la Société lin-
néenne de Bordeaux, etc.,

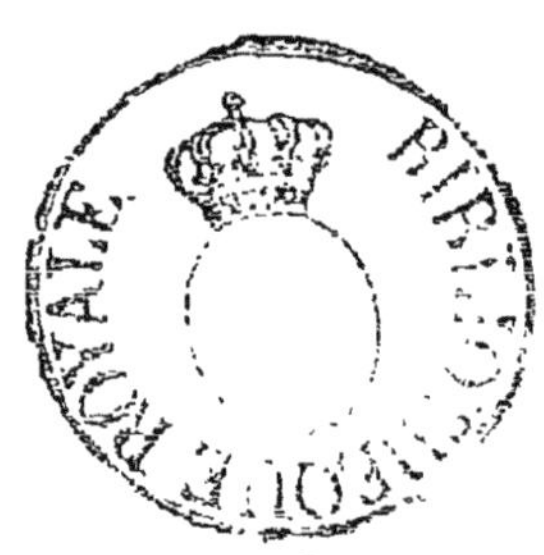

# PARIS

## CHEZ J.-B. BAILLIÈRE, LIBRAIRE,

PLACE DE L'ÉCOLE DE MÉDECINE;

ET CHEZ L'AUTEUR, RUE TAITBOUT, N. 15.

1832

# TABLE

## DES MATIÈRES.

—


Dédicace. . . . . . . . . . . . . . . . . . pag.    v

Introduction. . . . . . . . . . . . . . . . . . . .    VII

Rapport du baron Cuvier à l'Académie royale
des sciences. . . . . . . . . . . . . . . . .    1

Du Mécanisme de la voix humaine pendant
le chant. . . . . . . . . . . . . . . . . . .    17

Observations au sujet de la réclamation de
M. Gerdy. . . . . . . . . . . . . . . . . .    59

Observations au sujet de la réclamation de
M. Malgaigne. . . . . . . . . . . . . . . . .    79

Observations sur le chapitre extrait de l'ouvrage du docteur James Rusch. . . . . .    89

Du Mécanisme de la voix et de ses diverses
qualités. . . . . . . . . . . . . . . . . . .    95

Notes. . . . . . . . . . . . . . . . . . . . . .    133

Explication de la planche. . . . . . . . . . .    159

# TABLE

## DES MATIÈRES.

—


Dédicace. . . . . . . . . . . . . . . pag. v

Introduction. . . . . . . . . . . . . . . . VII

Rapport du baron Cuvier à l'Académie royale
des sciences. . . . . . . . . . . . . . 1

Du Mécanisme de la voix humaine pendant
le chant. . . . . . . . . . . . . . . . 17

Observations au sujet de la réclamation de
M. Gerdy. . . . . . . . . . . . . . . 59

Observations au sujet de la réclamation de
M. Malgaigne. . . . . . . . . . . . . 79

Observations sur le chapitre extrait de l'ouvrage du docteur James Rusch. . . . . . 89

Du Mécanisme de la voix et de ses diverses
qualités. . . . . . . . . . . . . . . . 96

Notes. . . . . . . . . . . . . . . . . 133

Explication de la planche. . . . . . . . . 159

A

# M. LE BARON CUVIER,

PAIR DE FRANCE, CONSEILLER D'ÉTAT, GRAND-OFFICIER DE LA LÉGION-D'HONNEUR, SECRÉTAIRE PERPÉTUEL DE L'ACADÉMIE ROYALE DES SCIENCES, ETC.

Lorsque j'eus l'honneur de présenter à l'Académie royale des Sciences mes premiers travaux sur le mécanisme de la voix humaine, je trouvai en vous cet appui tutélaire et cette haute bienveillance que les hommes de génie ne refusent jamais. Plus tard, il vous a plu de m'encourager, et le suffrage de la capacité scientifique la plus vaste de notre époque a fait naître dans mon ame des germes d'avenir. Je n'ose dire qu'ils se développeront : mais s'ils produisent un jour quelques fruits, ces fruits seront certainement votre ouvrage.

Permettez-moi, Monsieur le Baron, de vous en exprimer ma vive reconnaissance en plaçant en tête de ce travail un nom que la science a immortalisé.

F. BENNATI.

# INTRODUCTION.

En publiant la seconde édition de ce Mémoire, j'ai eu pour but d'exposer mes propres observations sur le mécanisme de la voix humaine sans entrer dans le détail de ce qui aurait été écrit antérieurement sur le même objet. Toutefois, ce n'est pas sans avoir consulté les travaux de mes devanciers, que je suis entré dans la voie d'une investigation nouvelle. Il m'a semblé pour le moins inutile de prouver ici, par un étalage d'érudition, les études auxquelles j'ai dû me livrer avant d'être certain que je ne me faisais pas illusion sur la nature et la priorité des idées que j'avais à émettre. Ce qu'il m'importait d'indiquer, aussi nettement que possible, c'était les résultats auxquels ces recherches m'ont conduit. Mon travail, je ne l'ignorais pas, ne pouvait devenir intéressant que par ce qu'il renfermerait de neuf et par des conséquences exactes d'où ressortirait, pour la première fois, une théorie plausible, peut-être complète, du jeu d'un organe des plus brillans, au moment de son action la plus curieuse et jusqu'ici la moins étudiée. C'est à établir cette théorie et à en rassembler les élémens que je me suis principalement appliqué. Cependant, je n'ai pas laissé de faire sentir que, soit chez les anciens, soit chez les modernes, ce sujet, qui dès long-temps a déterminé la spécialité de mes études, avait été très-imparfaitement traité sous le point de vue que j'ai adopté pour mes développemens.

Peut-être paraîtra-t-il étrange qu'à une époque où toutes les branches de la physiologie s'éclairent de plus en plus, personne, parmi nos contemporains, n'ait abordé toute la série d'observations et d'expériences auxquelles je me suis livré. Il y aura moins lieu de s'étonner lorsqu'on aura réfléchi que ces observations ne pouvaient être complétées que sous certaines conditions. Il fallait : 1° que l'observateur fût à la fois physiologiste et musicien ; 2° qu'il se fût adonné particulièrement à l'étude du chant ; 3° qu'il fût pourvu d'un organe qui lui permît d'expérimenter, à chaque instant, sur lui-même ; 4° enfin, que, par ses relations et ses voyages, il lui eût été facile d'examiner les sujets dont l'organisation était le plus propre à l'éclairer. Telles sont ces conditions de rigueur dans lesquelles je crois m'être trouvé placé.

Ce fut en 1821 que, par l'organe de M. Gallini, professeur de physiologie en l'université de Padoue, je communiquai, pour la première fois, à l'Académie de cette ville, mes idées sur la voix *laryngienne* et *surlaryngienne*, ainsi que sur la théorie des *deux registres*. Alors ces idées, pour bien établir ma théorie, demandaient à être confirmées par des faits et par des expériences réitérées. Ces faits, je les ai recueillis; ces expériences, je les ai entreprises; et ce n'est qu'après douze années d'observations consécutives, tant sur moi-même que sur les plus célèbres chanteurs de notre époque, que je me suis décidé à publier le résultat de mes recherches; j'y ai été encouragé par la plupart des savans qui ont fait quelque étude du mécanisme d'un organe sur lequel, malgré nos progrès en physiologie, il reste cependant encore beaucoup à apprendre.

Tout en suivant le cours des expériences que je croyais propres à me conduire à des démonstrations concluantes, et pour acquérir une plus ample certitude des vérités que j'avais émises, j'ai pensé qu'il était important de ne pas négliger les considérations pathologiques auxquelles j'ai dû souvent le complément et une plus grande évidence des principes sur lesquels se fonde la théorie que je suis parvenu à établir.

Possesseur des élémens d'une démonstration qui me paraissait satisfaisante, je m'occupais de les coordonner, lorsque, dans le courant de 1829, M. le docteur Deleau, le jeune, adressa à l'Académie des Sciences une lettre dans laquelle il prouvait la possibilité de parler sans le concours du larynx. « Introduisez par une narine, disait-il, jusque dans le pharynx, une sonde creuse qui laisse passer un courant d'air comprimé dans un réservoir d'une capacité moyenne; aussitôt que vous sentirez la colonne d'air frapper les parois, suspendez l'acte de la respiration et mettez en mouvement les organes de la parole, comme si vous agissiez sur l'air sortant des poumons; vous parlerez à voix basse; vous ferez entendre distinctement tous les élémens de la parole aphonique. Craignant de m'abuser sur la faculté d'interrompre l'action de la poitrine pendant que je faisais jouer les organes de la parole, je me mis à parler à voix haute, le courant d'air établi par le nez était dans toute sa force. A l'instant deux paroles se firent entendre d'une manière si distincte et si pure, que les personnes qui assistaient à l'expérience crurent ouïr deux individus qui répétaient les mêmes phrases.

» Il est donc bien constaté par cette expérience que le larynx n'est pour rien dans la formation de la parole aphonique. »

Les résultats obtenus par M. Deleau méritaient toute mon attention ; je m'empressai de le voir, soit pour lui communiquer mes idées, auxquelles le fait qu'il venait d'énoncer semblait se rattacher, soit pour le prier de me laisser, au moyen de son mécanisme, répéter sur moi-même les expériences auxquelles il s'était livré, et quelques-unes des miennes, afin de lui montrer, soit les rapports existant entre le travail de la partie supérieure du tuyau vocal, particulièrement dans la modulation des *notes surlaryngiennes*, soit les mouvemens qui ont lieu pendant l'émission de la parole. Frappé de l'aspect que le sommet du tuyau vocal présente pendant le chant, ainsi que de la théorie que j'en déduisais, M. Deleau offrit de me mettre en relation avec M. le baron Cagniard de la Tour, qui a rendu de si grands services aux sciences physiques.

Ce savant nous accueillit avec une extrême bienveillance. Dès notre première entrevue, il y a presque quatre ans, je lui soumis mes idées telles qu'elles sont exposées dans mon Mémoire. Ma théorie lui ayant paru aussi neuve qu'intéressante, il m'engagea à la publier. Je mis alors la dernière main à mon travail; mais, obligé d'accompagner en Écosse le duc d'Hamilton, à qui je donnais mes soins, je différai jusqu'à mon retour d'appeler, sur le résultat de mes recherches, l'attention de l'un des premiers corps savans de l'Europe. Revenu à Paris, en janvier 1830, dès mon arrivée, je fis parvenir mon Mémoire à l'Académie qui voulut bien charger une commission de l'examiner et de lui en rendre compte. Ce fut dans la séance du 10 mai 1830 que M. le baron Cuvier, tant en son nom, qu'en celui des deux autres commissaires MM. de Prony et Savart, lut le rapport qui précède l'ensemble de mes recherches.

Depuis cette époque, j'ai fait quelques additions à mon travail primitif; c'est ainsi, par exemple, que j'y ai ajouté la

traduction d'un chapitre du livre intéressant que le docteur Rusch a publié à
Philadelphie sous le titre de *Philosophie
de la voix humaine.* Comme ce chapitre se rattache en quelques points aux
idées que j'ai exposées, la discussion des
principes et des observations sur lesquels
l'auteur base sa théorie m'est devenue
indispensable.

J'ai fait précéder cette traduction de
quelques observations sur les réclamations de MM. Gerdy et Malgaigne.

Enfin j'ai joint à cet ouvrage des planches représentant l'aspect de la partie supérieure du tuyau vocal dans l'état naturel
ainsi que pendant l'émission des sons graves et aigus chez les *soprani-sfogati,* les
*tenors-contraltini* et les *basses-tailles.*

Puissent mes observations et la théorie que j'en ai déduite, conduire à des applications utiles, et préluder à de nouvelles études propres à favoriser le déploiement des ressources de l'appareil vocal. Puissent-elles offrir, en même temps, des données certaines, des règles positives pour la caractéristique de chaque voix, pour l'appréciation de ses qualités, de sa portée, de son étendue, de son développement et de ses mutations probables, ainsi que pour l'éducation, le perfectionnement, la rectification ou le traitement de l'organe auquel est attachée la faculté de la parole, du récit, du débit oratoire et du chant. Si les rapports favorables, faits à l'Académie royale des Sciences sur mes divers travaux, ne me font point illusion,

je crois avoir obtenu ou préparé quelques-uns de ces importans résultats;
peut-être n'ai-je eu que l'avantage de
poser une pierre à l'édifice. Quoi qu'il en
soit, le peu de temps que je pourrai dé-
rober à ma pratique, sera consacré à
poursuivre mes recherches. Heureux des
suffrages d'un public éclairé, je m'atta-
cherai de plus en plus à lui prouver que
la conviction d'avoir été utile est pour
moi la première des récompenses.

qui a pour titre : *Du Mécanisme de la voix humaine dans le chant.*

L'objet principal de cet écrit est de faire connaître la part que prend dans les modulations de la voix un organe aux fonctions duquel, sous ce rapport, les physiologistes ont donné assez peu d'attention : c'est le voile du palais ou plutôt le détroit du gosier formé en dessus par le voile du palais, sur les côtés par ses piliers, et en dessous par la base de la langue. Nous ne rappellerons pas les longues disputes qui ont agité les anatomistes sur la nature de l'organe vocal, ni les diverses comparaisons qu'ils en ont faites, tantôt avec les instrumens à cordes, tantôt avec les instrumens à vent ordinaires. L'un de nous, M. Savart, l'a comparé plus heureusement, du moins en ce qui concerne le larynx, avec ces instrumens courts percés à chaque bout d'un petit orifice, dont les chasseurs se servent pour imiter la voix des oiseaux, et a établi en conséquence que les deux ligamens de la glotte et les ventricules qui s'ouvrent entre eux prennent une part essentielle à son action, pour la formation primitive du son. Il a montré, en même temps, par des expériences faites avec des tuyaux larges et courts, de différentes formes et de différentes substances, que la nature des parois de la bouche, les différentes configurations de cette cavité, le plus ou moins de tension de ses diverses parties concourent à modifier ce son primitif, et peuvent surtout le faire baisser, par des moyens différens, du plus ou moins de hauteur ou d'abaissement du larynx pris dans sa totalité.

Cependant, il n'était pas du sujet de M. Savart de s'occuper du rôle spécial de chacune des parties de la bouche, et il n'a point examiné celui que le voile du palais peut remplir.

En général, nous trouvons peu de traces d'études faites par des anatomistes

1*

modernes de ce second détroit par lequel l'air, qui produit la voix, est obligé de passer.

Fabricius d'Aquapendente, homme de génie, dont la lecture est trop négligée aujourd'hui, en avait cependant fait remarquer l'importance. Après avoir montré que la voix se forme à la glotte, chose incontestable et cependant contestée long-tems encore après lui, après avoir fait connaître les rapports de l'élévation et de l'abaissement du larynx et par conséquent des variations en longueur de la cavité buccale, avec l'élévation et l'abaissement du ton, ce qui alors était une vérité nouvelle, et tellement nouvelle que, près d'un siècle après, Dodart croyait encore l'avoir lui-même découverte, il parle ainsi des variations de cette cavité en largeur.

*Locus hic*, dit-il en parlant du détroit du gosier, *postremus aliorum est quibus voces graves acutæque perfi-*

*ciuntur ; siquidem laryngis post ri-*
*mulam consistit. Quo fit ut meritò*
*fauces eâ potissimùm motione com-*
*moveantur, quæ dilatando et con-*
*stringendo perficitur, idque à suis*
*musculis qui etiam faucium efformant nobilem cavitatem, et numero*
*duo sunt quos non difficulter etiam*
*moveri conspicaberis, si linguam ali-*
*cui valdè deprimas, atque hi con-*
*tracti faucium arctant secundùm ejus longitudinem cavitatem ad acu-*
*tam, laxati verò ad gravem forman-*
*dam dilatant.*

Il y a bien quelque chose d'erroné
dans cette description des muscles et de
leur action, mais le phénomène en lui-
même est, comme on voit, indiqué avec
assez de précision.

Dodard, dans son Mémoire sur la voix*,
où, pour le dire en passant, il est demeuré

---

* Mémoires de l'Académie, pour 1700.

sur plusieurs points, assez au-dessous de Fabricius, ne fait pas la moindre mention de ces mouvemens du gosier.

Ferrein paraît au contraire y être revenu, autant du moins que l'on peut en juger par quelques lignes qui terminent son Mémoire, mais sans savoir ou sans se rappeler ce que Fabricius en avait dit.

Après avoir placé l'organe de la voix dans les ligamens inférieurs de la glotte considérés comme des cordes, il ajoute * : « Je me crois obligé de faire une restriction à laquelle on ne s'attend pas, c'est que les cordes vocales (les ligamens inférieurs de la glotte) ne sont pas les organes de toutes les espèces de voix. Tels sont une certaine voix du gosier et un fausset de même nature.....

» Ils se servent d'un nouvel organe que j'ai découvert et dont j'ai eu soin de constater l'existence..... Ce sont des faits qui

* Mémoires de l'Académie des sciences, 1741, p. 429.

seront éclaircis dans un autre mémoire, etc. » Mais, quoique Ferrein ait survécu de près de trente ans à cette annonce, cet autre mémoire n'a jamais paru, et l'on est réduit à des conjectures sur ce qu'il pouvait contenir. Haller[*] suppose qu'il voulait parler du voile du palais :

*Quin aliquæ non litteræ solæ sed etiam voces per guttur edantur et quin earum modulatio aliqua per palatum mobile aut propius ad linguam adductum, aut vicissim remotius exerceatur, dubium quidem non videtur et id videtur esse illud peculiare vocis organum quod se descripturum promisit Ferrenius, etc.*

Mais Haller lui-même s'est borné à ces paroles, et nous ne voyons pas que nos physiologistes les plus récens et les plus estimés en aient dit plus que lui.

Quant aux différens écrits particuliers

[*] Physiol., lib. IX, sect. 3, § 13.

que nous avons eu l'occasion de consulter, nous ne trouvons guère qu'une thèse soutenue à Tubingue, en 1781, par M. Hellwag, et sous la présidence de M. Storr *, où le sujet qui nous occupe soit indiqué. Après avoir distingué la voix de fausset, qu'il nomme *substricta*, de la voix de poitrine, qu'il nomme *plena*, il ajoute (pag. 16) *ad substrictam vocem uvula contrahitur, ad plenam non mutatur.*

Ce n'est que tout récemment que M. Gerdy, dans un article publié dans le Bulletin de M. de Férussac, a reproduit des observations analogues à celles de Fabricius ; mais l'auteur du mémoire que nous analysons ne pouvait les connaître lorsqu'il a présenté son travail à l'Académie.

Telles étaient à peu près les notions qui, à notre connaissance, avaient été

---

* Diss. inaug. de formatione loquelæ. Præs. J. C. C. Storr. auct. C. F. Hellwag. Tub. 1784.

présentées au commencement de cette
année par les anatomistes sur l'action des
parties de la bouche dans la modulation
des sons; il était donc nécessaire que ce
sujet fût étudié de nouveau, et cette nécessité devait surtout frapper un médecin
comme M. Bennati, qui joint aux connaissances relatives à sa profession un
grand exercice dans l'art du chant, et qui
a reçu de la nature l'une des voix les plus
étendues que l'on connaisse. Ayant donc
donné une attention particulière à ces
mouvemens du détroit du gosier, il s'est
assuré que la langue elle-même, en se re-
levant ou en s'abaissant et même en se
courbant en canal, exerce une influence
puissante sur les modulations, et que
pour que le larynx puisse donner une
intonation quelconque, il est nécessaire
*que l'os hyoïde soit maintenu fixément
dans une position déterminée.* Il a reconnu en outre que les notes appelées
improprement de la tête et du fausset

sont dues au travail presque exclusif, à la plus forte contraction de cette partie supérieure du tuyau vocal. Il les appelle en conséquence *notes surlaryngiennes,* et il nomme leur réunion *second registre* pour les distinguer des notes dites *de poitrine,* qu'il aime mieux appeler *laryngiennes,* et dont il nomme l'ensemble *premier registre.* Il ne veut pas dire cependant, par là, que le larynx ne soit pour rien dans les unes ni le gosier dans les autres; mais il veut seulement montrer la part plus essentielle que prend le gosier à celles du second registre.

Quant au troisième registre dont parlent quelques méthodes de chant, il le regarde comme imaginaire, et dû seulement à la vibration plus ou moins forte des dernières notes du premier et des premières du second.

Les chanteurs dont la voix se compose de deux registres, ont besoin de plus d'art pour ménager les transitions d'un registre à l'autre, de façon à les réunir pour l'oreille, et se fatiguent plus facilement que les autres. Dans les *soprani sfogati* qui, au moyen du second registre, dépassent l'échelle ordinaire du *soprano*, on voit la langue se relever par ses bords, et former une cavité semi-conique. Dans les soprani parfaits, dont la voix est modulée presque exclusivement par le premier registre, la langue présente au contraire une surface arrondie par l'abaissement de ses bords, et, ce qui n'est pas moins remarquable, leur langue est d'un tiers plus volumineuse que dans les sujets ordinaires.

C'est à cette influence de la langue que M. Bennati rapporte le plus ou moins de convenance des divers idiomes pour la musique, selon que les mouvemens qu'exigent les retours plus ou moins fréquens de certaines lettres, secondent ou contrarient ceux qu'elle est obligée de faire pour la projection de la note.

Venant ensuite aux autres parties du détroit du gosier, il fait remarquer que dans les sons graves, en même temps que le larynx s'abaisse, le voile du palais se hausse et se porte en arrière, la luette se raccourcit et prend plus de consistance.

Le contraire arrive dans les sons aigus. Pendant que le larynx s'élève, le voile s'abaisse, et se porte en avant. La luette se replie sur elle-même et dans les notes les plus aiguës du second registre elle disparaît tout-à-fait. Le détroit prend la forme d'un triangle légèrement émoussé à son sommet ; aussi les *tenors contraltini* et les *soprani sfogati* ont-ils les parties de ce détroit infiniment plus développées et plus mobiles que les *basses-tailles*, et il y a des différences proportionnées entre les chanteurs des autres parties. Ceux qui sont obligés d'employer souvent les notes de ce second registre éprouvent le sentiment de la fa-

tigue précisément au voile du palais, et
l'inflammation qui s'y manifeste, si elle
se communique parfois à la trachée, arrive rarement aux bronches et au poumon, tandis que ceux dont le chant dé-
pend surtout des notes du premier registre, ressentent la fatigue aux régions
diaphragmatique et thorachique, et leurs
inflammations sont plus profondes et fi-
nissent souvent par la pleurite et la péripneumonie. Nous ne suivrons pas l'auteur dans l'énumération qu'il donne des
muscles employés à chaque genre de
mouvement soit du larynx, soit du gosier; chaque anatomiste peut aisément
s'en faire une idée; mais ce que nous fe-
rons remarquer, ce sont les règles d'hy-
giène et de thérapeutique qu'il tire de
ses observations et qui méritent de fixer
l'attention des praticiens. Un fait curieux qu'il rapporte est celui d'un malade dont les amygdales abcédées ne pouvaient être aperçues ni atteintes par les

procédés ordinaires, et que son médecin engagea à chanter la note la plus aiguë qu'il pourrait. Les mouvemens du détroit la firent saillir à l'instant. Un autre fait non moins remarquable est celui d'un amateur, habile chanteur, qui s'étant fait extirper une partie des amygdales, acquit deux notes du premier registre et en perdit quatre du second. Mais ce second registre a besoin d'être exercé de bonne heure si l'on veut en tirer tout le parti qu'il promet.

C'est en s'attachant à en rendre les muscles obéissans, que M. Bennati est parvenu à se créer un organe qui marque jusqu'à trois octaves. Il indique dans son mémoire les précautions que l'on doit prendre à cet égard pour l'instruction des jeunes gens destinés à la musique vocale, précautions parmi lesquelles une des principales est d'interrompre ses exercices à l'époque de la mue. M. Bennati conclut son Mémoire par cette proposition :

que ce ne sont pas les seuls muscles du larynx qui servent à moduler les sons, mais encore ceux de l'os hyoïde, ceux de la langue et ceux du voile du palais, sans lesquels on ne pourrait atteindre à tous les degrés de modulation nécessaires pour le chant ; d'où il résulte que l'organe de la voix est un instrument *sui generis*, un instrument inimitable par l'art, parce que la matière de son mécanisme n'est pas à notre disposition, et que nous ne concevons pas même comment il s'approprie à l'espèce de sonoréité qu'il produit.

Ce résultat, sans être entièrement neuf pour la science, ainsi qu'on a pu en juger par le commencement de ce rapport, nous paraît avoir été appuyé par M. Bennati de preuves et d'observations nouvelles, et avoir acquis sous sa plume un développement qui fixera davantage l'attention des physiologistes. En conséquence nous avons l'honneur de proposer

à l'Académie de témoigner sa satisfaction
à l'auteur.

*Signé*, De Prony, Savart, B^on Cuvier, *rapport*.

L'Académie adopte les conclusions de
ce rapport.

Certifié conforme,

*Le Secrétaire perpétuel, Conseiller-
d'État, grand-Officier de l'Ordre
royal de la Légion-d'Honneur,*

B^on CUVIER.

# DU MÉCANISME

### DE

# LA VOIX HUMAINE

## PENDANT LE CHANT.

Dans tous les temps, les savans ont cher‑
ché à se rendre compte de quelle manière se
forme la voix humaine, et à expliquer les phé‑
nomènes qu'elle présente. Avant que parût
la théorie de Dodart, les opinions sur cette
matière n'avaient aucun caractère véritable‑
ment scientifique. Dodart, le premier, s'ap‑
puyant sur des observations exactes, avança
une hypothèse plus ou moins plausible. De‑
puis, Ferrein, examinant aussi les faits, en
tira des conséquences différentes. Un grand
nombre de physiciens et de physiologistes de

2

tous les pays ont entrepris des recherches dans le même but. De nos jours, des expériences nouvelles ont été tentées par MM. Magendie, Cagniard de la Tour, et plus récemment par M. Savart, qui a consigné dans un mémoire les résultats de ses travaux. Mais, jusqu'ici toutes les investigations n'ont été relatives qu'à la formation de la voix et à la modulation en général, abstraction faite des différens genres de modulation et des moyens modificateurs auxquels ils correspondent.

Il est déjà fort intéressant d'être initié aux mystères de la formation de la voix humaine, de connaître l'action par laquelle elle devient la parole, et celle un peu plus compliquée par laquelle l'inflexion est modulée pendant la déclamation. Cependant il y a loin de là à la modulation du chant, dont la spécialité s'établit non-seulement sur la permanence des sons, sur la succession calculée et harmonique des intervalles, n'importe comment ils se produisent, et sur la variété infinie des intonations, mais encore sur cette propriété du chant d'exister indépendamment de la parole, c'est-à-dire de former un discours complet avec l'adaptation d'une des voyelles plus ou moins modifiée. Ce haut degré de modulation, qui constitue le chant, est celui qui nécessite le travail le plus prononcé et les moyens modificateurs les plus nombreux. Ces moyens et ce travail ont été de notre part l'objet d'une attention particulière ; nous allons essayer de les décrire, en indiquant, autant qu'il dépendra de nous, quels autres phénomènes sont présumables d'après ce qu'il nous a été permis d'apercevoir.

Prenons d'abord le larynx dans son isolement, et montrons-le dans tout le déploiement de son jeu. La série des sons qui peuvent être modulés, au moyen des muscles du larynx, doit évidemment s'épuiser entre ces deux limites : celle de son rétrécissement et de son élévation simultanés par lesquels s'opère le rapprochement des lèvres de la glotte, et celle de sa distension et de son abaissement également simultanés d'où résulte leur écartement. Or, examinons ce qui se passe quand le larynx est porté en haut dans l'exercice le plus éminent de ses fonctions, je veux dire dans le chant.

Si nous nous en rapportons à ce qu'on a admis jusqu'à ce jour sur le mécanisme de la

voix humaine, la contraction de l'hyo-thyroïdien ayant lieu simultanément avec celle
des muscles crico-aryténoïdiens latéraux, de
l'aryténoïdien oblique, de l'aryténoïdien
transverse et du tyro-épiglottique, produirait le rétrécissement de la glotte, le raccourcissement de la cavité laryngienne et de
la trachée-artère, enfin l'abaissement de l'é-
piglotte; de là résulterait exclusivement la
formation des sons aigus dont la modulation
ne serait due qu'au jeu plus ou moins prononcé de toutes ces parties réunies.

La contraction des muscles sterno-thyroïdiens ayant lieu simultanément avec celle
des muscles crico-thyroïdiens, ou dilatateurs
antérieurs de la glotte, des crico-aryténoïdiens postérieurs, ou dilatateurs postérieurs
de la glotte, produirait l'inverse de ce qui se
passe pour les notes aiguës, c'est-à-dire, l'é-
largissement de la glotte, le prolongement de
la cavité laryngienne et de la trachée-artère,
l'élévation de l'épiglotte, et par suite la formation de notes graves, dont la modulation
ne serait due, à son tour, qu'au travail plus
ou moins prononcé de la réunion de toutes
ces parties.

On voit donc que, jusqu'ici, toutes les théories sur la modulation de la voix faisaient abstraction des *muscles de l'os hyoïde*, de ceux *de la langue* et de ceux de la *partie supérieure, antérieure et postérieure du tuyau vocal*.

Quelques anatomistes cependant, en parlant des muscles laryngiens, ont admis en certains cas la fixation de l'os hyoïde, afin de mieux définir les fonctions de plusieurs muscles du larynx. Le professeur Meckel, en traitant de l'action du muscle *hyo-thyroïdien*, dit qu'il sert à élever le larynx, quand l'os hyoïde est fixé en haut. Mais la fixation de l'os hyoïde, dans la modulation de la voix, se borne-t-elle à causer la seule contraction du muscle hyo-thyroïdien ou est-elle nécessaire au travail continuel et parfait de la totalité des muscles du larynx? Pour moi, j'admets la seconde proposition avec ses conséquences; j'ajoute même *que l'os hyoïde est fixé pour chaque son*, afin de faciliter la contraction des muscles du larynx et par conséquent amener les notes. En effet, si les muscles de l'os hyoïde étaient coupés ou seulement paralysés, le larynx, abandonné à l'action de ses propres muscles, n'arriverait qu'à la phonation.

en ne produisant plus que des sons imparfaits et monotones, d'une moindre intensité et d'un timbre fêlé. Ces remarques ne sont point hypothétiques; elles proviennent d'expériences sur divers animaux chantans, et résultent aussi d'observations pathologiques que je me propose de publier incessamment.

Je vais énumérer maintenant les muscles qui font mouvoir *l'os hyoïde* et en même temps le larynx; puis j'établirai l'influence de ceux de la langue; enfin j'examinerai, mais plus tard, les différentes parties qui composent le sommet du tuyau vocal.

Les muscles qui portent l'os hyoïde en haut, dans la modulation de la voix, sont : les *thyro-hyoïdiens*, *mylo-hyoïdiens*, *génio-hyoïdiens* et *stylo-hyoïdiens;* ils agissent simultanément avec la plupart des muscles de la langue, principalement avec les *stylo-glosses*, lesquels, au moment de leur contraction, sont aidés par *les digastriques*, au moyen d'une expansion aponévrotique qui se détache du tendon de ces muscles pour aller s'insérer à l'os hyoïde, et le porter en haut. Le *génio-glosse*, les *linguales* et *l'hyo-glosse* participent aussi à cette élévation. Il conviendrait toutefois de diviser le dernier en trois muscles, c'est-à-dire en *basio*, *cerato* et *chondro-glosses*, afin de distinguer l'office de ces différentes fibres. Selon cette division, le *chondro-glosse* est celui des trois qui, avec les autres parties déjà énumérées, contribue le plus à l'élévation de l'os hyoïde, et conséquemment à celle du larynx, toujours dans l'action modulatrice de la voix.

On restera donc convaincu de l'influence qu'exerce la langue dans la modulation, en considérant simplement les rapports qui existent entre ses muscles et l'os hyoïde, et entre ce dernier et le larynx.

D'ailleurs, qu'on examine avec attention les mouvemens de la langue dans le chant des différens genres de voix, on la verra, pour les notes aiguës, se contracter sur sa base, en même temps s'élargir, et dans le travail le plus prononcé du second registre * des so-

---

* Jusqu'à présent on a appelé improprement notes de tête et notes de fausset celles qui, lorsque l'os hyoïde est fixé en haut, sont modulées par le travail de la partie supérieure du tuyau vocal. Ces dénominations ne sauraient être maintenues, parce qu'elles donnent une idée vague et même tout-à-fait fausse des moyens modulateurs, comme

prani-sfogati* se relever par ses bords et former une cavité semi-conique, le sommet du cône correspondant à la pointe de la langue **.

de leur source. Ainsi j'appellerai *notes surlaryngiennes* celles dont la modulation est due au travail presque exclusif de la partie supérieure du tuyau vocal, et leur réunion constitue ce que je nomme *second registre*, pour le distinguer du *premier registre*, qui toujours, selon mes idées, n'est composé que des notes de poitrine, que je préfère nommer *laryngiennes*, n'étant dues presque entièrement qu'à l'action des muscles laryngiens.

Plusieurs méthodes de chant, notamment celle du Conservatoire de Paris, et celle de M. Garaudé, parlent d'un troisième registre qui n'est qu'imaginaire, parce que son existence exigerait des moyens modificateurs spéciaux, tandis que les notes dont on le compose ne sont dues qu'à la vibration plus ou moins forte des dernières notes du premier registre, ou des premières notes du second. On remarquera que les chanteurs dont la voix se compose de deux registres sont ceux qui éprouvent le plus de difficultés, en ce qu'il leur faut plus d'art pour ménager les transitions d'un registre à l'autre, de façon à les unir pour l'oreille. Aussi les voix composées de deux registres sont celles qui se fatiguent le plus facilement.

* Les soprani-sfogati sont ceux qui, dans les notes aiguës, dépassent, au moyen du second registre, l'échelle ordinaire du soprano.

** *Voy.* la planche, fig. n° 9.

Toutefois, chez les soprani parfaits, c'est-à-dire chez ceux doués d'une voix ronde, sonore et modulée presque exclusivement par un seul registre, la langue prend une position tout-à-fait différente de celle qu'on observe chez les soprani à deux registres distincts. Au lieu de se relever par ses bords, et de former une cavité semi-conique, elle se hausse, s'étend et se contracte vers sa base, en présentant une surface tant soit peu rebondie par suite de l'abaissement de ses bords. Chez quelques individus j'ai vu la langue se relever par ses bords, pendant le jeu du premier registre et notamment dans l'émission des sons laryngiens du medium, mais ce fait n'est pas aussi remarquable que celui que nous venons de citer, du jeu du second registre chez les soprani-sfogati.

En général pour les notes graves, la langue a une action moins prononcée, et conserve à peu près sa position et sa forme ordinaires, en marquant toutefois une légère ondulation. La connaissance de ces faits résulte d'une multitude de recherches auxquelles je me suis livré sur l'organe des plus grands chanteurs de nos jours.

Ainsi, chez mademoiselle Sontag, qui présente en ce moment l'exemple le plus frappant d'acuité et de facilité modulatrice du second registre, j'ai remarqué que cette cavité est plus prononcée que chez tout autre soprano.

Un fait non moins singulier, c'est que chez les chanteurs doués d'une voix très-sonore et provenant presque exclusivement d'un seul registre, le volume et la dimension de la langue sont plus considérables d'un tiers et quelquefois davantage que d'ordinaire. La célèbre madame Catalani, Lablache et Santini offrent des exemples de ce phénomène. La langue de ce dernier est la plus longue et la plus large que j'aie vue ; aussi quand le génio-glosse a atteint le *maximum* de sa contraction, Santini peut se toucher le dessous du menton avec la pointe de la langue ; dans les notes aiguës, son extrémité se replie sur elle-même par sa pointe, et présente à peu près la forme d'un crochet *.

J'ai observé chez plusieurs chanteurs que le mouvement de la mâchoire inférieure,

* *Voy.* la planche, fig. n° 2.

ainsi que ceux des lèvres et de la langue, auxquels se joignent parfois certaines grimaces
du visage pendant le chant , correspondent en
quelque sorte au mouvement interne des muscles qui constituent l'appareil vocal. De la
coïncidence frappante que l'on rencontre, à ce
sujet, chez les individus dont la voix, forte,
sonore, est très-étendue, quoique bornée au
premier registre , il faut conclure qu'en faisant
la part de l'habitude , cette combinaison de
mouvemens n'est, la plupart du temps, qu'une
des conséquences du mécanisme ordinaire de
la voix.

Outre les observations que j'ai faites
sur madame Pisaroni, et dont je parlerai
ailleurs avec plus d'étendue, j'ai eu derniè-
rement l'occasion de constater l'opinion
que j'avance, chez une dame, amateur très-
distinguée, madame la comtesse M......
Ayant remarqué à plusieurs reprises que,
particulièrement en chantant une certaine
note (*si bémol sur-aigu*), la bouche inclinait
du côté gauche, je me suis demandé si ce que
je venais de voir provenait d'une mauvaise
habitude, ou si c'était le résultat du mécanisme individuel de son organe. Je lui de-

mandai donc la permission d'examiner la partie supérieure du tuyau vocal pendant que cette dame chantait la note indiquée. Je constatai en effet que le mouvement de la bouche et de la mâchoire inférieure dépendait du mécanisme de la langue, qui, au lieu de présenter la cavité semi-conique dans son medium, la présentait au contraire latérale gauche, c'est-à-dire qu'elle répondait au côté où la langue était poussée par le mécanisme de ses muscles.

Ce serait ici le cas de signaler l'influence des idiômes dans la modulation du chant, où la fréquence des voyelles, leurs modifications, leur nombre, leur prononciation, à laquelle l'émission des consonnes est toujours soumise, ont un pouvoir immense. Ce pouvoir s'explique tout naturellement par la position de la langue, dont le travail, combiné avec celui de la partie antérieure de la bouche, amène, selon l'idiôme employé, une ouverture plus ou moins favorable à la projection de la note, et par conséquent au charme et à la perfection du chant *. D'après ce

---

* Ayant la facilité de parler plusieurs langues, j'ai voulu

simple énoncé, et avec la connaissance exacte des principes spéciaux pour la prononciation de chaque langue, on se rendra aisément compte de la préférence qu'accordent les grands chanteurs à certaines voyelles pour filer le trait. Ce sujet exigerait plus de développemens : nous nous proposons de le traiter complètement dans un travail particulier.

Par ce que nous venons de dire, l'on voit de quelle importance est l'étude des muscles étrangers à ceux du larynx dans le mécanisme du chant. En parlant des stylo-glosses, nous avons dit qu'au moment de leur contraction ils sont aidés par les digastriques, au moyen d'une expansion aponévrotique. En effet, ces derniers, quand on chante, sont aussi dans

étudier la différence que produirait la même phrase musicale chantée dans plusieurs langages. Cette différence, lorsque les langues sont également bien prononcées, est énorme pour l'oreille, si l'on prend comparativement la langue italienne avec la langue anglaise; elle est progressive en difficulté selon l'ordre suivant : italien, portugais, espagnol, français, allemand, anglais. Il en résulte en conséquence l'inverse de leur mélodie et de leur charme. Ce résultat est dû aux mouvemens particuliers de la langue et du voile du palais, ainsi qu'aux différentes modifications que subit le tuyau buccal.

une très-grande contraction, comme chacun peut s'en assurer en posant les doigts sur la région où ils sont situés ; ils semblent alors n'avoir plus d'élasticité, et leur raideur est telle qu'ils présentent presque la dureté de la pierre.

Mais reprenons ce qui est relatif au larynx. A mesure qu'il s'élève, il se restreint par l'action des muscles *hyo-thyroïdiens latéraux*, *hyo-aryténoïdiens obliques* et *hyo-aryténoïdiens transverses*, *thyro-aryténoïdiens supérieurs*, *thyro-aryténoïdiens inférieurs ;* en même temps s'opère la *contraction des thyro-aro-et glosso-épiglottiques*, dont le jeu simultané amène le raccourcissement de la cavité laryngienne et de la trachée-artère. Dans ce cas, en poussant l'air avec plus ou moins de force, on obtient un son plus ou moins aigu, suivant la portée vocale de l'individu, mais qui, pour prendre une moyenne, ne saurait dépasser le *sol*, limite extrême au-delà de laquelle il est impossible d'atteindre avec le seul secours des muscles dont le jeu vient de s'opérer.

Voyons maintenant de quelle façon a lieu l'abaissement de l'os hyoïde et du larynx, et ce qui se passe quand cet abaissement est parvenu à son maximum.

Cet abaissement s'effectue par l'action des muscles *sterno-thyroïdiens*, *sterno-hyoïdiens* et *omoplate-hyoïdiens*, et le larynx, au moment de la modulation, s'élargit en même temps par la contraction des muscles *crico-thyroïdiens*, ou dilatateurs antérieurs de la glotte, *crico-aryténoïdiens postérieurs* ou dilatateurs postérieurs de la glotte, en amenant l'élargissement et l'alongement de la cavité laryngienne et de la trachée-artère.

Dans ce cas, en poussant l'air avec plus ou moins de force, c'est un son grave que l'on obtient, mais qui, avec le seul secours des muscles mis en action, atteindrait tout au plus au *do* qu'on doit encore considérer comme une moyenne.

Cependant, l'on sait que les tenors-contraltini * et les soprani-sfogati, dans les notes aiguës, peuvent aller jusqu'au *ré sur-aigu* et même encore plus haut, ce qui embrasse

---

* Les tenors-contraltini sont ceux qui, dans les notes aiguës, dépassent, au moyen du second registre, l'échelle ordinaire du tenor.

quatre notes de plus ou huit demi-tons, et l'on n'ignore pas non plus que les baritons * et les basses dans les notes graves peuvent arriver jusqu'au *sol* et même plus bas, ce qui comprend quatre notes de plus, ou huit de-mi-tons.

Puisque, soit qu'il s'élève et se rétrécisse, soit qu'il s'abaisse et s'élargisse, le larynx ne suffit pas à une série aussi étendue de sons modulés, il est donc naturel d'en conclure qu'il ne constitue pas tout l'appareil vocal : c'est ce que déjà quelques physiologistes ont soupçonné.

M. Savart, dans son mémoire, explique fort ingénieusement la formation de la voix humaine ; il établit que la production de la voix humaine est analogue à celle du son dans le tuyau de flûte, et que la petite co-lonne d'air contenue dans le larynx et dans la bouche est susceptible, par la nature des

---

* Que j'appellerai *baritenors*, parce que cette dénomi-nation est rationnelle en ce qu'elle donne une idée exacte du genre de voix que possèdent les baritenors, tandis que la dénomination de *bariton* étant contradictoire à son éty-mologie, qui provient de *baros*, pesant, grave, et *tonos*, ton, conviendrait beaucoup mieux aux basses-tailles.

parois élastiques qui la limitent, ainsi que par la manière dont elle est ébranlée, de rendre des sons d'une nature particulière, et en même temps beaucoup plus graves que ses dimensions ne sembleraient le comporter.

Plus loin, et dans le mémoire qu'il a publié sur la voix des oiseaux, il prouve, par des expériences nombreuses, qu'une masse d'air renfermée dans un tuyau, dont les parois sont élastiques ou musculeuses, peut produire des sons beaucoup plus graves que ceux qu'elle pourrait rendre si ses parois étaient solides.

Dans l'idée que le son est d'abord produit dans les ventricules, il cherche à démontrer que l'air, qui est contenu dans le tuyau vocal, doit toujours résonner à l'unisson avec le son formé originairement dans les ventricules, et par conséquent qu'il doit les renforcer d'une manière notable. Le savant auteur du mémoire que nous citons, ne se proposant que d'exposer le mécanisme de la formation de la voix humaine, n'est pas sorti des limites qu'il s'était tracées.

Il devenait donc nécessaire d'examiner en détail les *modifications* que, sous l'influence de la volonté, les muscles vocaux apportent à la forme du tuyau vocal, ainsi qu'à sa tension, pour qu'il puisse toujours renforcer de la manière la plus avantageuse les sons engendrés dans les ventricules.

Quelles sont donc ces modifications? Pour les découvrir, il s'agit simplement d'observer, c'est-à-dire de voir quels mouvemens s'opèrent pendant le chant, qui, comme nous l'avons déjà dit, nécessite certainement, de la part de l'organe de la voix, le travail le plus éminent.

C'est principalement sur le jeu de la partie supérieure du tuyau vocal que nous devons porter notre attention. Le premier phénomène qui se présente, c'est que dans les sons graves le palais-molle se hausse par l'action de son muscle élévateur, puis au moyen de la contraction des muscles *péristaphylin interne* et *péristaphylin externe*, par celle des *glosso* et *pharyngo-staphylin*, des *mylo* et *génio-hyoïdiens*, et même par celle des muscles *palato-pharyngiens* et *stylo-glosso-pharyngiens*, qui s'opère en même temps que l'abaissement du larynx, le voile du palais se porte en arrière et prend une forme arquée.

Dans ce moment la luette ne cesse pas de conserver sa position ordinaire, bien qu'en se repliant un peu sur elle-même, par la contraction du muscle *palato-staphylin*, elle devienne plus consistante en raison de son raccourcissement, qui la ramasse à sa base★.

La nature semble avoir ainsi disposé cette partie pour qu'elle se combine dans les sons graves, soit avec le mouvement interne de l'isthme du gosier, soit avec celui du larynx, afin de laisser à l'air un plus libre cours et pour donner plus d'intensité de volume et d'essor à la gravité des sons. En effet, pour faire vibrer la partie sonore, ne faut-il pas, dans ce cas, une très-grande aspiration? D'abord, parce que les sons graves exigent plus d'air que les sons aigus; ensuite, parce que l'expiration est d'autant plus difficile à régler, que le tuyau vocal ayant acquis son plus haut degré d'accourcissement et d'élargissement, est dans la disposition la moins favorable pour empêcher la sortie de l'air.

C'est justement le phénomène contraire qui se manifeste dans l'émission des notes

★ *Voy.* planches n°s 2, 5 et 8.

3★

aiguës. Alors, le voile du palais, après s'être élevé, s'abaisse et se porte en avant par l'action toujours plus prononcée des mêmes muscles précédemment énumérés dans la modulation des notes graves, où ces muscles agissent d'avant en arrière simultanément à l'abaissement du larynx, tandis que pour les notes aiguës, leur mouvement s'opère d'arrière en avant en même temps que le larynx s'élève. Par suite, les tonsilles paraissent se gonfler et se rapprochent ; la luette, au moyen de la contraction plus prononcée de son *azigos*, se replie entièrement sur elle-même, et dans les notes les plus aiguës du second registre elle disparaît tout-à-fait. L'arrière-bouche alors n'a plus cette forme arquée qu'elle prend pour l'émission des sons graves, mais bien la forme d'un triangle légèrement émoussé à son sommet *.

Les chanteurs à voix étendue, particulièrement dans les notes aiguës, ainsi que j'ai eu occasion de l'observer chez les premiers tenors-contraltini de l'époque, David et Rubini, et chez les soprani-sfogati les plus

---

* *Voy.* planches n<sup>os</sup> 3, 6 et 9.

distingués, comme mesdames Mombelli, Fodor, Lalande, Catalani, mesdemoiselles Sontag, Tosi et autres, ont les parties supérieures du tuyau vocal infiniment plus développées et plus mobiles que les basses-tailles, telles que Lablache ou Ambroggi. Pour citer un exemple des plus frappans, que nous avons sous les yeux, je dirai que chez Santini, dont la voix est la plus étendue et la plus basse possible, l'arrière-bouche présente une extension qui confirme parfaitement ce que j'ai dit des fonctions de cette partie.

La différence que je signale existe aussi, mais d'une manière moins sensible, entre le soprano et le contralto. Parmi les hommes, le bari-tenor tient le milieu; chez les femmes, c'est le *mezzo-soprano* ★.

---

★ J'ai fait tout récemment la même observation sur les ventriloques, en étudiant le mécanisme de la voix surlaryngienne au moyen d'un *speculum* que j'ai imaginé. J'ai voulu voir si c'est au jeu de la partie supérieure du tuyau vocal qu'on doit l'effet du ventriloquisme; j'ai aperçu que lorsqu'on parle en ventriloque, c'est toujours avec la voix surlaryngienne, laquelle est particulièrement modifiée par un mouvement très-curieux de haussement de la base de la langue vers la voûte palatine, tandis que sa pointe sert à l'articulation des mots dont le ventriloque s'est spéciale-

Il est si vrai que la partie supérieure du tuyau vocal concourt éminemment à la modulation de la voix et spécialement aux notes

ment appliqué à faire usage. Ainsi le mécanisme de la langue dans le ventriloquisme serait relatif aux mouvemens de sa base et de sa pointe. Le mouvement de sa base joint à l'abaissement de l'épiglotte sur la glotte servirait à modifier d'une façon particulière les sons surlaryngiens en tenant l'haleine en réserve, tandis que la pointe de la langue contribuerait à l'articulation des mots.

M. Serres, à l'occasion du rapport sur mon Mémoire, prit la parole pour appuyer mes idées sur la voix surlaryngienne: Ce savant rapporte un fait d'un forçat du bagne de Toulon, qui, ayant eu la partie supérieure du larynx oblitérée par suite d'une cicatrice, pouvait cependant parler avec la voix surlaryngienne, au moyen d'un réservoir d'air qu'il se faisait à l'endroit où ces sons se produisent. Je regrette beaucoup de n'avoir pas été à même d'observer cet individu, mais je pense que l'effet de la voix dont il se servait, devait beaucoup se rapprocher du ventriloquisme.

Les parties supérieures du tuyau vocal sont aussi très-développées et très-mobiles chez les personnes qui ont fait du jeu de la guimbarde une étude particulière. Dans mes *Recherches sur l'organe de la voix*, ouvrage qui est sous presse dans ce moment, je rapporte l'histoire d'une demoiselle qui joue de cet instrument d'une manière admirable. C'est à M. le baron Larrey que je dois cette agréable connaissance, si précieuse pour l'objet de mes études.

surlaryngiennes, que les chanteurs, dont la voix se compose de deux registres, éprouvent un genre de fatigue tout-à-fait différent de celui que ressentent les chanteurs à voix de basse, de contralto ou de bari-tenor.

Ainsi, mesdames Mombelli, Fodor, Sontag, Tosi, parmi les soprani-sfogati; David, Rubini, Gentili et beaucoup d'autres, parmi les tenors-contraltini, ne sont jamais plus fatigués qu'après avoir chanté les rôles où le jeu des notes du second registre est le plus fréquemment employé. Cette fatigue s'étend aux parties qui composent le sommet du tuyau vocal sans aller au-delà. Si on l'augmentait par un exercice continu ou forcé, l'on arriverait à déterminer ou un affaiblissement du système nerveux de ces parties, ou une inflammation qui se communiquerait parfois à la trachée-artère, mais qui n'atteindrait que très-rarement aux bronches, à la plèvre et aux poumons. D'un autre côté, Lablache, Galli, Ambroggi, Santini, Nozzari, Crivelli, mesdames Marianni, Catalani, et plusieurs autres chanteurs, chez lesquels le travail du premier registre est presque exclusif, bien que leur voix soit d'un genre différent, après un exercice plus ou moins forcé, ressentent la fatigue aux régions diaphragmatiques et thoraciques. S'ils continuaient à chanter, leur état de malaise pourrait prendre un caractère inflammatoire, et finir facilement et en peu de temps ou par la trachéite ou bronchite, ou par la pleurite ou péripneumonie.

Dans ce second cas, l'affaiblissement du système nerveux des parties qui composent le sommet du tuyau vocal est fort rare. Quand il n'y a qu'excès de fatigue, dans un état comme dans l'autre, l'usage de certains gargarismes astrigens, et celui à l'extérieur des frictions alcooliques camphrées, peuvent hâter la guérison, que le repos seul opérerait à la longue. Mais comme l'affaiblissement de ces parties peut aisément simuler une inflammation, attendu la conformité des symptômes, il faut bien prendre garde de se tromper dans le diagnostic, parce qu'en opposant un traitement anti-phlogistique, soit général, soit local, en cas d'affaiblissement, on augmenterait la maladie, et l'on pourrait même finir par déterminer l'aphonie complète, dont plusieurs chanteurs et cantatrices célèbres ont été de nos jours les victimes.

Outre le fait de David et de mademoiselle Tosi, qui ont failli perdre la voix par l'effet d'un traitement tout-à-fait contraire à leur état pathologique, je pourrais citer celui de madame Mainvielle-Fodor, dont le traitement, poussé encore plus loin, l'a réduite pendant plusieurs années à l'impossiblité de recouvrer sa voix *.

Pour apprécier encore mieux l'importance de la partie supérieure du tuyau vocal dans la modulation de la voix, il suffit d'observer un chanteur chez qui elle ait été détruite ou seulement entamée par l'effet d'une maladie ; dans ce cas j'ai non-seulement remarqué l'al-

---

* Les journaux ont annoncé sa réapparition sur un théâtre italien (Teatro del Fondo), en affirmant qu'elle avait recouvré tous ses moyens. Nous savons de très-bonne source qu'à la vérité madame Mainvielle-Fodor est parvenue à chanter de nouveau, mais avec une voix beaucoup plus limitée qu'auparavant, ne pouvant d'ailleurs prolonger long-temps cet exercice sans éprouver une difficulté dans la modulation. Au surplus, l'amélioration qu'elle éprouve est due d'abord au traitement tonique stimulant qu'elle suivait depuis plusieurs mois ; ensuite à l'influence du beau ciel de Naples, et même au régime diététique du pays.

tération du timbre, mais même la diminution du nombre des tons qu'on obtenait avant la maladie.

A l'appui de mon assertion je rapporterai encore les expériences que j'ai faites avec M. le docteur Deleau le jeune, et en présence de M. le docteur Koreff. On sait que M. Deleau a prouvé d'une manière incontestable qu'on peut parler sans le secours du larynx. En répétant les mêmes expériences, au moyen de sa sonde de gomme élastique et de sa pompe à vent, j'ai d'abord obtenu les mêmes résultats que lui ; ensuite je suis arrivé à marquer dix notes surlaryngiennes, c'est-à-dire seulement celles que je puis obtenir avec le travail de la partie supérieure du tuyau vocal.

Les limites d'un mémoire ne me permettent pas de m'étendre davantage sur ce sujet que je traiterai du reste avec détail dans un ouvrage dont j'ai jeté déjà les premiers fondemens.

J'ai dit précédemment que le sommet du tuyau vocal a plus d'influence dans la modulation des notes aiguës que dans celle des notes graves. En effet, le larynx étant parvenu à donner le plus haut degré du son, dont la modulation lui appartient, il n'est plus possible de finir autrement que par la voix basse, c'est-à-dire par un son étouffé et impuissant, qui a quelque analogie avec l'expiration d'un soufflet. Néanmoins le larynx, ayant atteint ce période, semble s'y fixer et procurer à la voix un nouveau diapason ou registre. Ce qui résulte de cette disposition a, selon moi, beaucoup de rapport avec l'effet que l'on obtient sur les instrumens à cordes par l'apposition de ce que les Italiens appellent *capo-tasto* *. Ici est posée la limite des fonctions du larynx, qui ne peut plus rien pour la modulation; mais cette modulation, qui excède ses moyens, s'effectuera facilement, comme nous l'avons indiqué, par le travail des muscles, du palais-molle, de la luette, de la langue, et par le rapprochement des piliers du gosier, ainsi que par la contraction des muscles surlaryngiens énumérés plus

* Il n'y a point d'expression, je crois, en français, qui réponde à ce mot. L'apposition du *capo-tasto* donne lieu à un registre nouveau et différent; son effet n'est donc pas celui que les Français produisent au moyen de ce qu'ils appellent sourdine ou étouffoir, qui se place d'ailleurs sur une autre partie de l'instrument.

haut; et elle sera grave ou aiguë en raison
directe ou inverse du rapprochement ou de
l'éloignement desdites parties. Ces mouvemens constituent le jeu de l'arrière-bouche,
qui, d'après mes observations et mes expériences, joue un rôle si actif dans la modulation. C'est vraiment une chose curieuse
que l'aspect de ces parties au moment de
leur action la plus prononcée, quand on
prend pour terme de comparaison ce qui se
passe dans les notes graves et dans l'inaction *.
A quoi se réduit alors l'office du larynx? Est-
il encore le modulateur principal des sons par
le jeu de ses muscles, ou n'en est-il que le
*régulateur*, pour marquer leur degré de gravité ou d'acuité plus ou moins grand! Que
l'on adopte l'avis de MM. Dodart, Ferrein,
Cuvier, Caldani, Spallanzani, J. Frank, Du-
trochet, Mayer, Lenhossek, ou que l'on s'en
réfère à la théorie ingénieuse de M. Savart ou
à celle de MM. Magendie, Cagniard de la
Tour et Despiney, le larynx n'agissant que
comme un instrument à vent, ne pourra four-
nir 1° qu'un nombre déterminé de vibrations
sur lesquelles la modulation s'effectue, en se

* *Voyez* la planche.

haussant, se contractant, et obligeant toujours de plus en plus l'épiglotte, et toutes les
parties qui concourent à donner le son le plus
aigu possible, à se replier sur elles-mêmes
tour à tour ou simultanément; 2° il ne servira
qu'à provoquer une oscillation plus ou moins
rapide, mais très-circonscrite, des parois sonores. Or, cela nous autorise à n'admettre
que comme secondaire son intervention dans
la modulation qui résulte du jeu des muscles
de l'isthme du gosier, ainsi que du travail de
toutes les parties dont il a été parlé plus haut.

L'inverse de ceci a lieu quand le larynx,
au moyen de ses principaux muscles, module
d'abord la voix par lui seul, comme cela se
pratique particulièrement pour les sons laryngiens, qui, arrivant à la bouche, s'échap-
pent, modifiés secondairement par la forme,
la contraction ou le relâchement de cette
partie, au jeu de laquelle il faut ajouter le
travail des muscles de la langue et de l'os
hyoïde, ainsi que quelques autres appendices
de l'appareil vocal, tels que les os du palais,
la mâchoire inférieure avec ses mouvemens,
les dents, les lèvres, les fosses nasales, etc.,
toutes parties dont l'union proportionnée

et combinée complète, dans ses dispositions diverses, le sommet du tuyau vocal de la manière la plus favorable à la perfection des tons.

Pour rapporter un fait qui est étranger à cette dissertation, mais qui résulte de la connaissance du jeu musculaire de la partie supérieure du tuyau vocal, je dirai que M. le docteur Koreff, à qui j'avais communiqué mes idées à ce sujet, ayant à traiter M. le prince M....., qui avait un abcès à la région tonsillaire, ne pouvait parvenir à apercevoir cet abcès qu'il fallait ouvrir ou cautériser. Après avoir usé des moyens dont on se sert habituellement, et notamment de l'introduction d'une cuillère qui causait des vomissemens au malade, M. Koreff imagina de l'engager à chanter la note la plus aiguë qu'il pouvait, et, tandis que la partie supérieure du tuyau vocal s'avançait, il profita de cette position pour appliquer la caustique; ce qui soulagea le malade au bout de quelques heures. Je ne m'étendrai pas davantage sur ce sujet; je crois l'explication complète.

Voyons maintenant si quelque fait pathologique important ne confirmera pas de nouveau ce que nous venons d'exposer.

On en rapporterait difficilement un d'une force plus probante que l'exemple de l'amateur chantant le plus distingué qui ait paru de notre temps, le comte de Fedrigotti enlevé à la fleur de l'âge, par une fièvre nerveuse aiguë, à des parens, à des amis inconsolables de cette perte. M. le comte de Fedrigotti était aussi grand connaisseur que passionné pour le chant; malheureusement un défaut physique s'opposait à ce qu'il pût tirer parti de toutes les ressources qu'il présumait avoir dans la voix. Il consulta un célèbre chirurgien français, et, d'après son conseil, il se décida à se faire extirper les deux tiers de chacune des tonsilles, dans le seul but de rendre plus claire, plus étendue et plus facile cette voix de baritenor, à laquelle il a dû tant de célébrité. Ce fut, si je ne me trompe, à Paris qu'il subit l'opération. Voici ce qu'il en advint. La voix de poitrine, c'est-à-dire celle qui, d'après mes idées, est modulée particulièrement par l'action des muscles laryngiens, ayant acquis un timbre plus clair et plus rond, s'augmenta de deux notes; mais, en revanche, quatre sons sur-laryngiens ou du second registre furent perdus. Le seul *do* sur-aigu était marqué très-imparfaitement; ce qui prouve, comme nous l'avons dit, que les parties supérieures du tuyau vocal étant imparfaites, ne pouvaient donner qu'un résultat imparfait. On ne se fait pas d'idée de la difficulté avec laquelle M. le comte de Fedrigotti parvenait à rendre cette note aiguë, ce *do* dont l'émission était si facile, quand il l'obtenait au moyen de l'arrière-bouche; il ne pouvait y arriver sans préparation, c'est-à-dire qu'il était obligé de faire une aspiration profonde en poussant l'air avec une telle violence que ses efforts se peignaient dans tous ses traits.

Que conclure de là, sinon que ce *do* imparfait, qu'il avait tant de peine à marquer, n'était pas une note du second registre, mais le dernier son laryngien? En effet, en examinant chez lui l'arrière-bouche pendant qu'il poussait cette note, on remarquait une position tout-à-fait nouvelle et différente de celle qu'on observe chez tous les ténors qui ne sont pas privés de la perfection de cette portion latérale supérieure du tuyau vocal.

J'ai sous la main un cas semblable que je

pourrais présenter à l'Institut. C'est un jeune élève du Conservatoire de Milan (M. Carcelli), chez qui, à la suite d'une angine tonsillaire, les tonsilles ont acquis un tel volume, qu'il s'est trouvé dans l'impossibilité de chanter, parce que sa voix, qui précédemment était dans l'étendue ordinaire du tenor, avait perdu de sa sonoréité et de son extension, et n'arrivait plus qu'au *ré* aigu, tandis qu'avec le second registre il pouvait marquer cinq notes de plus qu'auparavant.

Appelé à donner mes soins à ce jeune homme, et désirant éviter l'opération, je voulus voir si, au moyen des seuls astringens, je parviendrais à améliorer le timbre de sa voix, et à lui faire marquer quelques notes laryngiennes de plus. Au bout de quinze jours, j'ai en effet obtenu un très-notable changement dans l'intensité et dans la sonoréité du timbre, et j'ai même réussi à lui faire toucher le *fa* aigu laryngien; il avait donc regagné deux notes ou quatre demi-tons. Les notes que, par suite de son accident, il avait acquises dans le second registre, s'étaient maintenues.

Avant de terminer, peut-être n'est-il pas

hors de propos de dire ici quelques mots des vicissitudes que la voix subit à l'une des époques les plus marquées du développement organique.

On sait qu'à l'âge de puberté il s'opère une révolution générale dans l'organe de la voix, qui alors perd ordinairement chez les hommes une octave entière, à moins que par une cause morbide, soit générale, soit locale, les parties qui concourent à la production de la voix n'éprouvent un affaiblissement. Cet affaiblissement peut aussi résulter de l'exercice du chant, fort dangereux dans ce moment critique, car il peut nuire au développement de l'organe soit en le paralysant ou partiellement, ou totalement, soit en causant une inflammation dont le dernier degré d'intensité pourrait déterminer l'aphonie complète.

Voici à cet égard un fait des plus concluans. Au moment où la mue atteignit Donzelli, un de ses condisciples, M. Donizetti, le frère aîné du *maestro*, qui se trouvait dans le même cas, continua de se livrer aux exercices du chant ; il ne tarda pas à perdre la voix. Donzelli, qui, d'après les conseils de son maître,

avait cessé de chanter pendant toute la durée
de la mue, acquit au contraire un des plus
beaux organes qui existent de nos jours.

Parmi les individus qui se sont livrés de
très-bonne heure à l'étude du chant, et notamment chez les garçons qui, avant l'âge
pubère, chantaient le soprano ou le contralto,
on remarque, après la mue, l'action simultanée
ou isolée des deux registres, et le développement le plus régulier de la partie supérieure du
tuyau vocal, mais plus ou moins prononcé selon le genre de voix. Les voix de David, de Rubini, de Donzelli, ont passé par ces phases, et
elles présentent l'étendue la plus remarquable
des deux registres. Toutefois, chez Donzelli
la faculté modulatrice, particulièrement dans
les notes du second registre, est infiniment
plus laborieuse et plus restreinte que chez
les deux autres, bien qu'il puisse atteindre le
*ré* sur-aigu. En revanche, ses notes laryngiennes sont beaucoup plus sonores, plus
rondes que chez David et Rubini. La dif-
culté qu'éprouve Donzelli est inhérente
au genre de voix qu'il possède, c'est-à-dire
à la voix de baritenor, qui n'est généralement
formée que d'un seul registre. Chez Donzelli

4*

on distingue deux registres, parce que, comme je l'ai dit précédemment, il s'est livré fort jeune à l'exercice du chant, et qu'il a en conséquence disposé, de très-bonne heure, à la spontanéité de la volonté les muscles qui, avant l'âge de puberté, ne se subordonnant qu'au travail interne et successif du larynx, ne formaient qu'un seul registre. Maintenant ces mêmes muscles ayant une action des plus prononcées pendant que l'os hyoïde et le larynx sont fixés en haut, concourent, avec les parties qui composent le sommet du tuyau vocal, à constituer le registre dont je viens de parler.

Je puis moi-même offrir l'exemple d'une observation semblable. Livré d'abord pour mon plaisir et par goût, dans un âge fort tendre, à l'étude du chant, je possédais une voix de soprano très-caractérisée. A l'époque de la mue, qui m'atteignit à quatorze ans, mon maître interrompit ses leçons pendant plusieurs mois; après cet intervalle il remarqua que ma voix avait baissé précisément d'une octave; mais s'apercevant que je touchais encore, quoique imparfaitement, quelques notes des plus aiguës (qu'il appelait *note di falsetto*), il m'engagea à les exercer graduellement et sans effort, en me disant qu'elles finiraient par me procurer un second registre, qui, bien que distinct, s'unirait au premier, et accroîtrait de beaucoup mes ressources.

C'est à cette étude modérée et graduée que je dois le développement d'un organe qui maintenant peut marquer successivement ou isolément trois octaves.

Ces observations ne seront pas inutiles pour diriger les maîtres de chant, ainsi que les parens des enfans chez lesquels on trouve une prédisposition au développement de l'organe de la voix. Après avoir d'abord préparé l'ouïe de ces derniers à goûter la musique, qu'ils étudieront mécaniquement jusqu'à l'âge de sept ans environ, il convient, dès qu'on leur aura appris à ouvrir la bouche et à lui donner la forme la plus favorable à la projection du son, de leur faire exécuter posément et dans un mouvement très-lent, non des gammes entières, ainsi que cela se pratique habituellement, mais seulement les notes qu'ils font résonner sans effort. On doit prendre bien garde de ne pas prolonger cet exercice au-delà d'un quart d'heure ou d'une demi-heure au plus chaque jour, selon la constitution des sujets, dans la crainte d'attaquer les moyens du soufflet ou le soufflet lui-même, c'est-à-dire les poumons et ses dépendances; ce qui pourrait amener encore plus facilement des résultats semblables à ceux que j'ai déjà signalés à l'occasion de l'exercice du chant pendant la mue.

En suivant la marche que je viens d'indiquer, on dispose à se contracter spontanément, sous l'influence de la volonté, les muscles qui, parvenus à leur entier développement, n'auront que plus de flexibilité et de force.

Cette souplesse et ce ressort sont précisément ce qui manque aux personnes qui se livrent tardivement à l'étude du chant; elles peuvent s'en convaincre par la difficulté qu'elles éprouvent à exécuter ce qui même est dans leurs moyens; les muscles laissés jusqu'alors dans l'inaction vocalisante et modulatrice, opposent à la volonté d'autant plus de résistance et de raideur, qu'ils ont atteint leur entier développement. L'excellent baritenor Crivelli, qui avant sa trente-quatrième année ne s'était pas adonné au chant, n'a jamais pu, malgré tous les efforts possibles, atteindre une note du second registre.

P.eut-être ces remarques devraient-elles être prises en considération par les directeurs et maîtres des conservatoires de musique, à qui je ne doute pas d'ailleurs que la connaissance plus parfaite de l'appareil vocal, jointe à l'historique de la première éducation musicale des élèves, ne puisse être d'une très-grande utilité, surtout pour discerner les sujets qui ont pour le chant une aptitude réelle.

J'oserais presque affirmer que la disette de voix dont on se plaint avec raison depuis quinze ou vingt ans, a pour première cause la direction anti-rationnelle qu'on donne à l'organe des enfans, chez lesquels on fait très-souvent avorter les plus heureuses dispositions organiques par des exercices non-seulement prématurés et au-dessus de la portée vocale de l'individu, mais encore la plupart du temps contraires à la vocalisation, qui a une spécialité modulatrice tout-à-fait distincte de celle qui appartient à un instrument inorganique.

Il est d'autant moins indifférent de faire chanter toute espèce de musique aux jeunes élèves, que beaucoup de compositeurs, même des plus célèbres, ont confondu les attributions de la voix avec celles des instrumens. Il faut n'exercer les élèves que sur ce qui a été écrit de plus caractéristique et de plus spécial pour la modulation vocale, c'est-à-dire, avec la méthode de chant adoptée par la grande école italienne, celle qui a produit de tout temps les chanteurs les plus parfaits. Je ne crains pas d'être accusé de partialité lorsque je citerai les Crescentini, les Pachicrotti, les Marchesi, les Guadagni, les Mombelli, David père, les Viganoni, et de nos jours les Garcia, les Barilli, les Pasta, les Mombelli, etc., etc. Si, comme cela est prouvé par les exemples les plus frappans, l'exécution continue de certaines compositions lyriques est de nature, au bout de peu de temps, à porter les atteintes les plus graves à l'organe des exécutans dont la voix est formée, combien, à plus forte raison, l'usage de la même musique ne doit-il pas nuire aux cordes frêles et délicates d'un adolescent ?

D'après les faits exposés dans ce Mémoire, je pense qu'il est maintenant hors de doute *que ce ne sont pas les seuls muscles du larynx qui servent à moduler les sons chantés, mais encore ceux de l'os hyoïde, ceux de la langue, et ceux de la partie supérieure, antérieure et postérieure du tuyau vocal, sans le travail simultané et proportionnellement combiné desquels le degré de modulation nécessaire pour le chant ne saurait avoir lieu.*

Ma tâche est remplie. Je ne la compliquerai point par d'autres questions; et quoique plusieurs savans très-estimables se soient occupés et s'occupent encore de recherches tendant à découvrir si l'organe de la voix appartient à la classe des instrumens à vent ou à celle des instrumens à cordes, ou s'il participe des deux, je ne marcherai point sur leurs traces. Certainement, quand on y réfléchit, il ne faut pas hésiter à déclarer que l'organe de la voix est un instrument à vent; mais quel est cet instrument? De quoi se compose-t-il? de cartilages, auxquels la nature, chez les animaux, a principalement départi la faculté de produire les sons, de ligamens, de muscles, de nerfs, de glandes, dont l'office n'est pas encore connu, d'une membrane muqueuse qui tapisse le gosier et la bouche, etc. Toutes ces parties sont mises en mouvement par un gaz (l'haleine) dont les principes et l'action vitale, quoi qu'on en ait dit, sont loin d'être encore suffisamment déterminés. L'art aurait-il jamais à sa disposition des élémens de cette nature? Tranchons le mot: l'organe de la voix est un instrument *sui generis*, un instrument inimitable, d'abord en ce que la matière de son mécanisme n'est pas à notre portée, que nous ne concevons pas même comment elle s'approprie à l'espèce de sono-réité produite, et que, parvinssions-nous à la concevoir, il faudrait encore, pour arriver à une imitation parfaite, introduire la vie organique et animale, c'est-à-dire, cette prérogative de l'organisme, qu'il n'est pas au pouvoir de l'homme de communiquer.

# OBSERVATIONS



## DE LA RÉCLAMATION DE M. GERDY.

Le rapport de mon premier Mémoire ayant donné lieu à diverses réclamations, j'ai pensé qu'il serait utile de les reproduire ici, accompagnées d'observations propres à éclairer le public sur les prétentions élevées par leurs auteurs.

Le 17 mai, M. Gerdy écrivit à l'Académie des Sciences pour revendiquer, sinon la priorité quant aux observations contenues dans mon Mémoire, du moins l'honneur d'avoir fait ces observations en même temps que moi. « M. le Président, disait M. Gerdy, ayant cru remarquer dans le rapport que M. le baron Cuvier a lu dans la dernière séance (10 mai 1830) beaucoup d'analogie entre les observations de M. Bennati et celles que j'ai publiées dans le numéro de janvier 1830 du *Bulletin des Sciences médicales*, dirigé par M. de Férussac, sur l'action du pharynx, de l'isthme du gosier et du voile du palais dans la production des sons, j'ai l'honneur d'envoyer à l'Académie l'article où j'en ai parlé. J'y joins en outre l'article *Voix*, extrait du Dictionnaire de Médecine de l'Encyclopédie méthodique, où j'ai publié les mêmes faits, il y a environ trois semaines dans un travail composé cet hiver, dans le moment même où paraissait mon premier travail dans le journal de M. de Férussac. On lit dans la première brochure, pag. 12 : « Dans les sons aigus, le » pharynx se raccourcit et se resserre, le » voile du palais se tend et se courbe en une » voûte faisant régulièrement suite à celle du » palais, la luette se raccourcit, la base de » la langue s'élève, et l'isthme du gosier se » resserre. Ces actions tendent toutes ces » parties, et les rendent plus élastiques, ce

» qui contribue à la production des sons ai-
» gus (*Voy.* mon art. *Voix*, dans l'Encycl.)
» Quoique la luette se raccourcisse graduel-
» lement, jusqu'à s'effacer entièrement, lors-
» que la voix monte très-haut, je ne me crois
» pas autorisé à en conclure que ce mouve-
» ment en particulier concoure à la produc-
» tion des sons aigus autrement qu'en con-
» courant à la tension du voile par la contrac-
» tion du releveur de la luette. »

» On lit dans la seconde, pag. 486 (pagi-
nation de l'Encyclopédie) : « Dans les sons
» aigus le larynx et le pharynx s'élèvent et se
» resserrent nécessairement en même temps,
» puisque ce double mouvement est opéré
» par les muscles contracteurs du second de
» ces organes, et que le dernier de ces con-
» stricteurs embrasse les lames du thyroïde.
» La contraction du pharynx se vérifie aisé-
» ment à l'oeil au moyen du miroir, et au
» doigt par le toucher; mais, outre ce pre-
» mier resserrement qui est dû à la contrac-
» tion de ces muscles, le pharynx se rétrécit
» probablement mécaniquement par la pres-
» sion du larynx contre la base de la langue.
» On l'a affirmé d'après des expériences faites

» sur des cadavres ; mais on est allé trop loin.
» Cependant le voile du palais s'élève, se tend
» et se courbe en voûte par l'action combinée
» de ses différens muscles ; la luette se rac-
» courcit par l'action de son releveur ; l'isth-
» me du gosier se resserre, et la base de la
» langue s'élève par la contraction du glosso-
» staphylin. » Je ne citerai plus qu'un seul
passage tiré de la page 487 du même ouvrage.
« Quoique la luette se raccourcisse graduel-
» lement jusqu'à s'effacer à peu près entière-
» ment, lorsque la voix monte aux plus hauts
» sons qu'elle puisse produire, je ne me crois
» pas autorisé à en conclure que ce mouve-
» ment en particulier concoure sensiblement
» à la production de tons aigus. Ce qui me
» donne de la défiance à l'égard de cette in-
» fluence, c'est que la luette n'offre pas tou-
» jours le même degré de raccourcissement
» dans les mêmes tons. Si l'on chante pendant
» un certain temps, en s'observant attentive-
» ment au miroir, on observe, surtout vers
» le medium de la voix, que la luette tombe
» de temps en temps à des hauteurs inégales
» pour les mêmes tons, comme si ces mou-
» vemens étaient le résultat de la fatigue de

» son muscle contracté. Mais alors, deman-
» dera-t-on, pourquoi la luette se raccourcit-
» elle? Pourquoi? c'est parce que son mus-
» cle, faisant partie du voile du palais, con-
» court à la tension qui s'observe dans cet
» organe comme dans le pharynx. »

» Vous voyez, M. le Président, que je
dois au moins partager l'honneur de quelques-
unes des découvertes de M. le docteur Bennati; je le mérite, je crois, d'autant mieux
qu'il y a au moins sept ans que j'enseigne tous
ces faits dans mes cours de physiologie,
comme il serait aisé de le démontrer au besoin par les travaux que j'ai déjà publiés sur
les mouvemens de la bouche et du pharynx.
Je profiterai même de cette occasion, M. le
Président, pour vous demander à lire un
Mémoire sur la prononciation qui se rattache à ces mêmes recherches.

» J'ai l'honneur, etc.

» Signé GERDY. »

Cette lettre, adressée à l'Académie, dans
la séance qui suivit la lecture du rapport
sur mon Mémoire, ne me fut d'abord

connue que par ce qu'en rapportèrent les journaux, dont la plupart annoncèrent que M. Gerdy avait réclamé pour lui la priorité des observations sur lesquelles se fonde ma théorie. Surpris d'une telle réclamation, je tâchai de connaître sur quels titres M. Gerdy la fondait; je ne tardai pas à m'assurer que, en ce qui concerne l'objet dont je m'étais occupé spécialement, il n'avait publié que l'article inséré au *Bulletin des Sciences médicales;* encore même dans cet article n'y a-t-il que le dernier paragraphe d'où l'on puisse inférer que M. Gerdy n'est pas resté tout-à-fait étranger aux observations que j'ai exposées. Comme ce paragraphe se trouve textuellement dans la lettre adressée par M. Gerdy à l'Académie, chacun peut, comme moi lui rendre ce qui lui appartient réellement.

Quant à ce qui concerne l'article *Voix,* qu'il a fait pour le Dictionnaire de Médecine de la Nouvelle Encyclopédie méthodique, comme il n'a pas encore paru, nous n'aurions pu ni dû en parler, si M. Gerdy, en le communiquant à l'Académie, ne nous eût en quelque sorte autorisé à le compter parmi les pièces du procès. Nous nous réservons de l'analyser plus bas.

Quoi qu'il en soit de la réclamation de M. Gerdy, nous ne pouvions la laisser sans réponse, et nous n'eûmes pas plutôt pris connaissance de l'article inséré au Bulletin des sciences médicales, que nous adressâmes à l'Académie la lettre suivante :

« Un de mes honorables confrères, M. le docteur Gerdy, vient, m'assure-t-on, d'adresser à l'Académie des Sciences une lettre dans laquelle il revendique sa part d'une découverte qui serait, selon lui, l'objet de mon Mémoire sur le mécanisme de la voix humaine dans le chant. Je ne sais pas exactement quelles peuvent être les prétentions de M. Gerdy, mais je dois d'abord déclarer qu'en ce qui touche le point qui paraît l'occuper exclusivement, je n'ai jamais considéré mon exposé comme une découverte. Nulle part je n'ai dit que la *production* des sons aigus fût due à la contraction des muscles du voile du palais ; car, ainsi que tous les physiciens et physiologistes qui se sont occupés de la voix, j'admets que la formation des sons en général s'effectue dans le larynx. J'ai dit, ce qui confirme l'explication si ingénieuse de M. Savart sur le renforcement des sons primitivement engendrés dans les ventricules, que le renforcement *ou la modulation des notes surlaryngiennes*, notamment chez les *soprani-sfogati*, et chez les *tenors-contraltini*, est dû particulièrement non-seulement à la contraction des muscles du voile du palais, c'est-à-dire à celle des *pérystaphylins internes* et *externes* et du *palato-staphylin*, mais encore à celles du *glosso* et *pharyngo-staphylin*, du *styloglosse*, du *stylo-pharyngien*, du *mylo* et *génio-hyoïdien*, et même à celle du *palato-pharyngien*, et *glosso-pharyngien*. J'ai dit de plus que ce travail des muscles a lieu, mais autrement modifié dans les sons graves, et j'ai démontré les mouvemens différens de la langue en rapport avec le jeu de ces muscles *pendant le chant pour les diverses espèces de voix et dans les deux registres.*

Au surplus, ce qu'il pourrait y avoir dans mon Mémoire de plus important et de nouveau pour la science, ainsi que l'on m'a fait l'honneur de le reconnaître dans le rapport lu à l'Académie, ne serait certainement pas seulement ce qui est relatif aux muscles du voile du palais, mais bien les recherches qui m'ont conduit à établir, d'après des faits, *une théorie positive*, après avoir fait la découverte *des mouvemens différens de la langue dans les diverses espèces de voix pendant le chant, et du travail des muscles de l'os hyoïde ainsi que de sa fixation sur et pour chaque son;* théorie de laquelle il résulte que l'office de ces muscles ne se borne pas aux mouvemens fonctionnels qui ont lieu dans la mastication, dans la préhension des boissons, dans la déglutition, dans l'expulsion des crachats, dans la prononciation et dans la respiration, comme l'indique une note de M. Gerdy, insérée au *Bulletin des Sciences médicales*, mais qu'encore ils sont indispensables pour le chant. Dans cette note, dont je n'ai pu avoir connaissance, puisqu'elle est postérieure à mon travail, mon honorable confrère parle du mouvement de la langue et de la luette dans les sons aigus; mais, pendant le chant, la langue et la luette ne se meuvent-elles pas aussi dans les sons graves?.... Et puis, de quelle espèce de sons aigus M. Gerdy veut-il parler?.... Dans quels individus?.... Dans quel genre de voix?.... Au reste, d'après ce que j'ai pu remarquer dans la note qu'il a publiée, il me semble que M. Gerdy ne s'est nullement proposé le même but que moi, et que la marche qu'il a suivie ne pouvait le conduire à des résultats identiques.

» Je ne puis, dès à présent, répondre positivement à la réclamation formée par M. Gerdy, puisque je ne la connais que par ouï-dire; mais en attendant je prie l'Académie de vouloir bien prendre en considération cet exposé que j'ai cru devoir lui soumettre.

» J'ai l'honneur d'être, etc. »

Après la lecture de cette lettre, M. Cuvier prit la parole en ces termes : (voy. *l'Universel*, mercr. 16 mai 1830. Académ. des Scienc.) « J'ai lu, dit-il, avec attention les passages désignés par M. Gerdy, et il me paraît maintenant que sa réclamation porte à faux ; il a décrit les mouvemens du voile du palais, dans la formation des différens sons, mais il n'a guère dit que ce que l'on trouve dans Fabricius d'Aquapendente, dont il ne paraît pas avoir connu le travail. Au reste, M. Gerdy s'est occupé seulement des différences que présentent les organes de la voix, suivant qu'on veut former des sons graves ou aigus ; ce n'est là qu'une partie de la question que M. Bennati a envisagée dans son Mémoire. Il est bien connu d'ailleurs que M. Bennati avait composé son Mémoire plus d'un an avant que de le présenter, et que la date de son dépôt est à peu près la même que celle de la publication de la note de M. Gerdy, dans le *Bulletin universel des Sciences.* Je ne crois donc point, ajoute M. Cuvier, qu'il y ait rien à changer au rapport qui a été lu sur les travaux de M. Bennati ; seulement on y rappellera la note de M. Gerdy. »

M. Cuvier, dans ce rapport supplémentaire, définissait trop clairement la tâche que j'avais remplie, pour que M. Gerdy ne donnât pas de nouvelles explications propres à faire comprendre le but de sa démarche. « M. le Président, écrivit-il, comme on paraît n'avoir pas bien compris le but de la réclamation que j'ai eu l'honneur d'adresser à l'Académie, qu'il me soit permis de lui rappeler que je n'ai jamais eu d'autre prétention que de revendiquer *une part* d'honneur dans l'observation de *quelques-uns* des mouvemens du pharynx, de l'isthme du gosier, du

voile du palais et de la luette. Qu'il me soit
en outre permis de lui déclarer que M. Bennati et moi sommes bien persuadés aujour-
d'hui que nous avons fait, à peu près, dans le
même temps et chacun de notre côté, des recherches analogues sous quelques rapports ;
il est très-vrai d'ailleurs que Fabrice d'A-
quapendente a dit quelque chose des con-
tractions du pharynx ; mais, malgré sa pro-
lixité habituelle, il est si bref et si loin de
les avoir décrites avec clarté, avec précision
et avec exactitude, qu'il fallait peut-être plus
de sagacité pour découvrir ces faits dans son
livre que dans la nature. Aussi les physiologistes de nos jours ne les y ont-ils pas aperçus et n'en ont-ils fait aucune mention dans
leurs ouvrages. J'ajouterai même que Fabrice
d'Aquapendente ne semble en parler que
par supposition, et d'après Gallien pour expliquer la production des sons aigus, et que
le seul cas où il paraisse le faire *de visu*, il en
parle précisément d'une manière inexacte,
en disant que l'on voit les muscles du pharynx
contracté resserrer sa cavité suivant sa longueur : *Hi contracti faucium arctant secun-*
*dum ejus longitudinem cavitatem ad acu-*

*tam*. En cela, Fabrice d'Aquapendente a suivi la marche d'une infinité d'auteurs anciens qui parlent vaguement des faits qu'ils n'ont qu'imparfaitement observés, ou même qu'ils ont supposés, mais sans y attacher l'importance que mérite une vérité bien démontrée. C'est ainsi, par exemple, s'il est permis de comparer les petites choses aux grandes, que Cisalpin, frappé du gonflement des reins au-dessous des ligatures, et allant plus loin que ses devanciers dans les suppositions, put dire à tout hasard que le sang revenait des artères par les veines au ventricule droit, lui fit achever le tour que des suppositions légitimes lui avaient fait commencer, et devina la circulation du sang que le génie de Harvey découvrit plus tard parce qu'il l'a prouvée par ses expériences.

» J'ai l'honneur, etc.

» *Signé* GERDY. »

M. Gerdy, dans cette lettre où il s'attache moins à faire ressortir la différence de nos travaux qu'à répondre à quelques observations du rapport supplémentaire, déclare *que je suis bien persuadé aujourd'hui que nous avons fait, à peu près dans le même temps, et chacun de notre côté, des recherches analogues sous quelques rapports.* Ici, il devient essentiel de s'entendre : s'il s'agit de recherches purement physiologiques, je dois reconnaître que M. Gerdy a, comme moi, observé les mouvemens du pharynx, ainsi que ceux du voile du palais et de la luette, laquelle se contracte dans les sons aigus jusqu'à s'effacer complètement, phénomène dont, avant nous, on ne trouve nulle part l'indication. Mais M. Gerdy ne dit rien des mouvemens de la luette dans les sons graves pour les différentes voix ; il ne parle ni de l'aspect que présente la partie supérieure du tuyau vocal dans la note chantante, ni des différens mouvemens de ces parties, et particulièrement de la langue dans les divers chanteurs ; il ne pouvait point en parler d'ailleurs, puisque ses recherches n'ont pas le même but que les miennes, et qu'il ne veut en déduire aucune théorie.

Quant à ce que dit M. Gerdy, touchant l'office de la luette, qu'il me soit permis de ne pas être entièrement de son avis. Si la luette se raccourcit jusqu'à s'effacer entièrement dans les sons aigus, ce n'est pas uniquement parce qu'elle concourt à la tension du voile du palais, mais bien parce qu'elle se contracte aussi plus ou moins partiellement selon sa condition organique ou la faculté contractile plus ou moins prononcée du palato-staphylin. Que l'on prenne, par exemple, plusieurs *tenors-contraltini* ou *soprani-sfogati* chez lesquels les mouvemens de ce muscle sont les plus prononcés, et qu'on leur fasse chanter le *ré* ou mieux encore le *mi* sur-laryngien ; bien qu'ils puissent tous donner les mêmes sons, *la véritable note chantante* ne sera donnée claire, ronde et pleine, que par ceux chez qui l'on observera la contraction parfaite du muscle qui constitue la luette. Si, d'un autre côté, on porte ses observations sur ces mêmes individus lorsque, par suite d'une maladie ou d'une opération, ils ont perdu la luette en totalité ou en partie, on remarquera que la contraction des muscles du voile du palais reste dans son état normal, et la même chose a lieu à peu près comme lorsque la contraction de la luette n'est pas parfaite. Je citerai à cet égard un fait pathologique très-remarquable. En août 1823, un tenor-contraltino, M. Giovanni Boccaletti de Bergame, fut atteint d'une hémiplégie gauche ; par suite de cette maladie, la luette, dans les notes surlaryngiennes, ne se contractait plus qu'imparfaitement du côté droit, et pourtant la contraction des muscles de l'isthme du gosier et du voile du palais s'effectuait toujours comme dans l'état normal ; mais M. Boccaletti ne parvenait plus à donner aucune des notes surlaryngiennes qu'il rendait si facilement et avec tant de sonoréité avant sa maladie.

Maintenant, il nous reste à examiner quel rapport l'article *Voix* de M. Gerdy peut avoir avec les énoncés de notre Mémoire. En lisant attentivement cet article, on est forcé de reconnaître que nulle part il n'a songé à donner à ses observations la direction toute spéciale que j'ai suivie pour les miennes. M. Gerdy a dit, pag. 486 : « Dans les sons graves l'air est » expiré ou chassé de la poitrine avec peu de » force et de rapidité *. Les lèvres de la glotte » s'étendent à peine, leurs vibrations sont » peu rapides, celles du larynx et de toute

---

* Fabrice d'Aquapendente, De visione, voce, auditu. Pars 3, c. 11. Dodart, Savart.

» la région de la gorge sont très-sensibles à
» la main, l'isthme du gosier est largement
» ouvert, et le voile du palais abaissé et en
» repos. »

Ici, j'en demande pardon à M. Gerdy, je ne puis me dispenser de dire que cela ne se passe pas ainsi pour les sons graves, et encore moins pour les notes graves. Dans ces notes, chez toute espèce de chanteurs, comme chacun peut s'en assurer, le voile du palais se hausse, se porte en arrière; la luette se raccourcit et se contracte sur sa base, ainsi qu'il est démontré dans notre premier Mémoire. En ce point, M. Gerdy et moi n'avons pas vu de la même manière.

Plus loin (p. 487), M. Gerdy affirme que si l'on chante, pendant un certain temps, en s'observant attentivement au miroir, on remarque, vers le medium de la voix, que la luette tombe de temps en temps à des hauteurs inégales pour le même ton, comme si ces mouvemens étaient le résultat de la fatigue de son muscle contracté.

Ce résultat peut être tel quelquefois, selon la qualité de la voix et l'espèce de chanteur. Ainsi, j'ai observé ce phénomène dans les basses-tailles frêles et chevrottantes ; mais je n'ai pu le remarquer dans les *tenors*, les *soprani*, les *mezzi soprani* et les *contralti*.

En général, pour une voix ronde et sonore la luette se contracte graduellement jusqu'à s'effacer tout-à-fait dans les notes surlaryngiennes les plus aiguës. Cette contraction de la luette, on l'observe aussi, même pour les notes les plus graves, chez quelques chanteurs, particulièrement chez les véritables soprani ; le voile du palais se hausse alors et se porte en arrière, ainsi qu'il a été indiqué plus haut. Au reste, j'ai déjà indiqué dans mon Mémoire que chez quelques basses-tailles douées d'une voix très-sonore, la luette s'efface tout-à-fait dans les notes les plus graves, suivant toujours d'avant en arrière le mouvement du voile du palais ; les piliers du gosier ainsi que les amygdales, chez ces mêmes individus, sont à peine visibles.

Le travail de M. Gerdy pourrait être, de ma part, l'objet de quelques remarques critiques ; mais, bien qu'il parle des notes graves ou aiguës, comme il ne dit pas un mot qui se rapporte au chant, et que nulle part il n'en ait traité spécialement non plus que des di-

vers mouvemens perceptibles dans les différens genres de voix, il nous a paru superflu d'insister davantage sur des recherches qui ne sauraient avoir de rapport avec
les nôtres que dans les simples énoncés d'observations que nous avons rappelées, d'après
M. Gerdy.

On me pardonnera de m'être étendu autant que je l'ai fait, à propos de l'incident auquel a donné lieu le rapport sur mon Mémoire; je n'ai pas plus l'intention de diminuer la part d'honneur qui doit appartenir à
M. Gerdy, que celle d'exagérer le mérite
de mon travail. J'ai cédé à la nécessité de
montrer que nous nous sommes l'un et
l'autre engagés dans une voie tout-à-fait différente, et avec des intentions telles qu'il était
impossible de nous rencontrer.

# OBSERVATIONS



## LA RÉCLAMATION DE M. MALGAIGNE.

Au moment où la première édition de mon Mémoire était sous presse, M. Malgaigne, chirurgien de l'hôpital militaire du Val-de-Grâce, adressa à l'Académie la réclamation suivante:

« Je viens de lire dans les Archives générales de médecine, dernier cahier, l'analyse d'un rapport fait à l'Académie royale des sciences sur le Mémoire de M. Bennati. Ce savant a étudié d'une manière spéciale l'influence du voile du palais et de ses annexes sur les sons de la voix; et le résultat de ses recherches pour la voix de tête ou de fausset, c'est qu'elle est due au travail presque exclusif et à la plus forte contraction de cette partie du tuyau vocal.

» Il m'importe d'établir mes droits à la priorité, pour ces recherches expérimentales et même pour les conclusions. Je commence par convenir que M. Bennati, au talent duquel je rends un plein hommage, n'a guère pu avoir connaissance de mon travail sur cette matière, et qu'ainsi il a bien aussi le mérite de l'invention, mais il m'est facile de prouver que je l'ai eu avant lui. Le Mémoire dans lequel j'ai consigné mes expériences a été couronné, il y a maintenant plus d'un an, par la Société médicale d'émulation de Paris, qui en a gardé un exemplaire dans ses archives ; une autre copie est déposée au secrétariat de l'Académie des sciences même, et je suis inscrit pour cette année parmi les concurrens du prix de physiologie Monthyon.

» Dans ce Mémoire, après avoir établi une théorie nouvelle de la voix humaine simple, chantée ou articulée, j'avais été conduit à examiner comment, lorsque le larynx est à son plus haut degré d'ascension, lorsque la

glotte semble avoir épuisé toutes les notes, le
chanteur retrouve pour ainsi dire une voix
nouvelle et surmonte encore d'une octave la
note à laquelle on aurait cru qu'il ne pouvait
s'élever. J'ai fait remarquer que, dans la voix
ordinaire, le son va retentir dans les narines
par la large ouverture du pharynx; il paraît
au contraire que dans le fausset le son ne
passe plus que par la bouche; et en effet,
alors on ne sent pas vibrer, comme dans le
chant ordinaire, les cartilages de l'orifice an-
térieur des narines. Mais c'est surtout la
forme du tuyau qui paraît changée; ainsi dans
la voix de poitrine le tuyau vocal est double,
il est recourbé, il est oblong, c'est-à-dire
qu'il résulte de deux cônes tronqués adaptés
par leur base; au lieu que, dans le fausset, le
larynx très-élevé et la tête renversée en arrière donnent au tuyau une forme presque
droite; il est simple, puisque les narines ne
reçoivent plus le son; enfin la bouche s'ou-
vrant largement, et l'orifice bucco-pharyn-
gien se rétrécissant beaucoup, le tuyau a une
forme conique. L'analyse succincte des archives me laisse ignorer si M. Bennati s'est
rencontré avec moi dans ces détails; on voit

du moins que ma conclusion générale est la même que la sienne, et ces petites questions individuelles mises de côté, c'est un grand préjugé en faveur de la vérité d'une théorie que cet accord de deux expérimentateurs faisant leurs recherches chacun à part.

» Je me borne à ces idées sommaires pour ne point abuser des momens de l'Académie, et d'ailleurs parce que mon Mémoire est maintenant dans les mains de ses commissaires.

» J'ai l'honneur, etc.

» *Signé* MALGAIGNE. »


M. Malgaigne se méprend sur l'objet de mon travail ; son erreur provient sans doute de ce qu'il ne le connaît que par l'analyse incomplète donnée par un journal du rapport qui en a été fait à l'Académie.

S'il y avait identité dans nos recherches, et qu'il s'agît simplement de décider à qui appartient la priorité, j'établirais d'abord, quant à mon Mémoire, qu'il a été présenté à la Société royale d'Édimbourg à peu près à la même époque où M. Malgaigne a présenté le sien à la Société médicale d'émulation de Paris.

Quant à mes idées sur la voix surlaryngienne et laryngienne, ainsi que sur la théorie des deux registres, je pourrais prouver que dès 1821 j'en avais déjà donné
communication à l'Académie de Padoue.
Voilà pourquoi j'ai cru devoir écrire à l'Académie royale des sciences pour la prier de ne
pas prononcer entre M. Malgaigne et moi,
avant qu'il m'eût été possible de connaître
positivement quel est le rapport qui pourrait
exister entre son travail et le mien. J'aurais
bien désiré pouvoir me procurer ce travail;
je l'ai demandé d'abord au secrétariat de l'Académie des sciences, où la copie dont il est
parlé dans sa lettre ne s'est pas trouvée, bien
que l'acte de dépôt soit mentionné dans le
registre. N'ayant pas été plus heureux près
de la Société médicale d'émulation, j'ai
écrit deux fois à M. Malgaigne lui-même;
mais, soit que mes lettres ne lui soient pas
parvenues, ou par tout autre motif que j'ignore, je me suis vu réduit à asseoir mon
examen comparatif sur les seuls énoncés que
contient sa réclamation.

6*

Bien que l'exposé très-sommaire qu'il y présente ne soit pas suffisant pour m'éclairer sur le but que M. Malgaigne s'est proposé, je crois cependant pouvoir dire, dès à présent, qu'en ce qui concerne le mécanisme de la voix humaine pendant le chant, l'auteur n'a étudié qu'une partie de ce mécanisme, et sous un point de vue différent de celui que j'ai adopté. Ainsi, M. Malgaigne, à ce qu'il paraît d'après sa lettre, ne s'est point occupé de ce qui est relatif au mécanisme des muscles de l'os hyoïde. Il n'annonce pas non plus avoir fait aucune observation sur les mouvemens de la langue dans les différens tons graves ou aigus chez les diverses espèces de chanteurs.

Si j'eusse connu les recherches de M. Malgaigne dans tout leur contenu, j'eusse pu me livrer à un examen plus circonstancié. Je dois donc me borner au seul fait qu'il énonce, c'est-à-dire que, dans le fausset, le larynx très-élevé et la tête renversée en arrière donnent au tuyau vocal une forme presque droite. Cette théorie peut s'appliquer très-bien à l'émission des cris aigus que nous nous garderons bien de confondre avec les sons surlaryngiens ; car, en bonne logique, un cri ne sera jamais une note musicale. En effet, il est facile de constater que la plupart des chanteurs, et surtout ceux sur le déclin, abaissent un peu la tête en passant du premier au second registre, et particulièrement quand ils chantent les notes les plus aiguës de ce dernier. Je crois que cette position est prise pour donner un relâchement plus grand que celui qui existe déjà naturellement aux muscles sterno-tyroïdiens, sterno-hyoïdiens et omoplato-hyoïdiens, afin de faciliter par leur inaction le jeu des muscles thyro-hyoïdens, mylo-hyoïdiens, génio-hyoïdiens, stylo-hyoïdiens, stylo-glosses, stylo-pharyngiens, de même que les autres muscles auxiliaires qui procurent l'acuité de ces notes. Ainsi, dans ce cas, au lieu d'attribuer au tuyau vocal une forme presque droite, comme le prétend M. Malgaigne, je trouve qu'il est biconique, la réunion des deux cônes se faisant par leur sommet. D'ailleurs, comme, dans mon Mémoire, je n'établis aucune théorie sur la voix humaine simple, chantée ou articulée, et qu'en ce qui touche surtout la forme du tuyau vocal, je ne me suis peut-être pas étendu autant que paraît l'avoir fait

M. Malgaigne, je ne demande pas mieux, lorsque son travail me sera connu, de lui rendre toute la justice qui peut être due à son invention. Quoi qu'il en soit, j'estime à l'avance que *les conclusions* qu'il déduit de ses recherches expérimentales ne peuvent en aucune façon se confondre avec les résultats auxquels je suis arrivé *.

* Ayant appris pendant la réimpression de mon premier Mémoire que M. Malgaigne s'était décidé à publier ses recherches, je me suis empressé de me procurer son travail, et j'avoue que j'ai bien peu de chose à ajouter à ce que j'en ai déjà dit. Je me bornerai donc à reproduire ici le passage suivant, qui se trouve, page 64 de son Mémoire. «.......... M. Bennati a lu en 1830 à l'Académie royale des sciences un Mémoire sur la voix de tête, où il signale les mouvemens du voile du palais. Sans prétendre disputer à M. Bennati l'honneur de les avoir découverts, je réclamerai toutefois la priorité à cet égard, mon Mémoire ayant été couronné par la Société médicale d'émulation, en 1828...... »

D'après cette note, il demeure prouvé que M. Malgaigne n'avait pas même lu mon Mémoire lorsqu'il a rédigé son travail ; j'ajouterai à ce fait un autre fait non moins remarquable, c'est que je n'ai jamais lu à l'Institut aucun mémoire sur *la voix de tête*. Je crois donc qu'avant de réclamer, M. Malgaigne aurait dû prendre connaissance de mes divers travaux , afin d'établir les points de rapport, les dates de communication , etc.

Je dirai aussi que, sans disputer à M. Malgaigne l'avantage d'avoir reconnu et expliqué le mécanisme des mouvemens du voile du palais, je ne puis, ainsi qu'il le voudrait, consentir à m'avouer son imitateur. En effet, comme l'a fait observer M. le Rapporteur de mon Mémoire, je ne pouvais pas connaître celui de M. Malgaigne, puisqu'il n'était pas publié, et qu'il fonde sa priorité sur le prix qui lui a été décerné en 1828. S'il y avait similitude de travaux entre M. Malgaigne et moi, *en ce qui concerne les mouvemens du voile du palais*, je me bornerais à dire , pour établir mes droits de priorité, que mes premières recherches ont été présentées, ainsi que je l'ai déjà dit, en 1821, à l'Académie de Padoue, par l'organe de M. le professeur Gallini , c'est-à-dire sept ans avant le concours de la Société médicale d'émulation de Paris.

# OBSERVATIONS

SUR LE CHAPITRE EXTRAIT

## DE L'OUVRAGE DU D<sup>r</sup> J. RUSCH,

INTITULÉ :

### DU MÉCANISME DE LA VOIX

ET

### DE SES DIVERSES QUALITÉS.

Le docteur James Rusch a fait paraître, sous le titre de *Philosophie de la voix humaine*, un ouvrage qui a dû lui coûter beaucoup de recherches, et dont les divisions décèlent un esprit éminemment observateur et méthodique. Tout en n'admettant pas entièrement les principes qu'il adopte, les faits qu'il expose, et les conséquences qu'il en tire, il est impossible de lire sans intérêt ses minutieuses analyses de l'origine des sons dans la voix humaine, de leurs développemens, de leurs accidens et des causes qui influent sur leurs qualités. Son livre est un travail consciencieux; cependant, quoique ses aperçus soient bons et lumineux, il n'a pu aller au-delà. En s'attaquant à un sujet intimement lié au jeu de certains organes dont la position et les mouvemens compliqués rendent l'observation difficile, le docteur Rusch a trop compté sur sa sagacité naturelle pour remonter des effets aux causes. Des notions exactes en physiologie l'auraient conduit bien plus sûrement de la connaissance des causes à celle des effets, en lui fournissant les moyens d'asseoir sa théorie sur les bases invariables de l'organisation humaine. A défaut de ces notions, il s'est vu réduit à faire des conjectures fondées uniquement sur ses impressions; de là résulte le caractère d'indécision qui règne dans tout son livre. Le savant Américain paraît moins s'être occupé de rechercher des vérités que de détruire certaines erreurs. Les difficultés qu'il soulève, non-seulement il ne les résout point, mais encore, après les avoir examinées, il termine par l'aveu réitéré de son impuissance, qu'il reconnaît avec une candeur digne d'éloges.

La section dans laquelle il traite du mécanisme de la voix était de nature à fixer mon attention ; le style n'en est ni toujours clair, ni toujours convenable : on y remarque même quelques expressions qui ne sont sans doute usitées qu'aux États-Unis ; je fais cette remarque pour qu'on n'attribue pas à la traduction des défauts qui appartiennent à l'original.

Je dois aussi prévenir mes lecteurs que les expériences dont M. Rusch s'étaye pour accréditer sa théorie, se rapportent uniquement à l'idiome qui lui est naturel. Tous ses exemples sont tirés de la langue anglaise ; c'est elle qui lui fournit les élémens qu'il assigne aux combinaisons constitutives du langage, en sorte que ses propositions sont

en partie établies sur des sons qui n'ont point de correspondans dans les autres langues et dont, par conséquent, je ne puis donner que des idées incomplètes.

Cependant, pour obvier autant que possible à cet inconvénient, je joins à cette tracduction quelques notes où j'indique les sons de la langue française qui se rapprochent le plus de ceux que l'auteur a puisés dans son propre idiôme. On concevra que l'emploi des signes prosodiques connus sous le nom de *brèves* et de *longues* m'a été indispensable. Ils suffiront sans doute pour faciliter aux Français qui n'entendent point l'anglais, la prononciation des sons dont il est ici question.

Pour plus d'exactitude et mieux préciser les nuances, j'aurais pu recourir à d'autres méthodes d'annotations; les travaux d'Hermann; d'Apel, son antagoniste; de Wolf, l'illustre traducteur d'Homère; de G. Schleigel, et plus récemment de quelques autres prosodistes allemands, parmi lesquels le chef de leur école, le philologue Boeck de Berlin, m'auraient fourni les moyens de caractériser minutieusement les sons que je veux faire comprendre ; mais il aurait fallu donner la clef de ces méthodes, et j'ai pensé qu'il était plus expédient de m'en tenir à l'ancienne manière, bien qu'elle soit insuffisante et tout-à-fait en arrière de la science.

Aux notes nécessaires à l'intelligence, j'ai cru devoir ajouter aussi quelques observations critiques relatives à plusieurs points dont je n'avais pas parlé dans mon premier Mémoire et auxquels le docteur Rusch s'est spécialement attaché.

# DU

# MÉCANISME DE LA VOIX

## ET

## DE SES DIVERSES QUALITÉS.

On essaierait en vain de décrire les différens sons de la voix humaine ; à moins de présenter en exemple le son lui-même, la description serait toujours défectueuse et souvent inintelligible. Pour être compris, dans ce cas, il faut expliquer le mouvement mécanique des organes et la manière dont ils sont affectés par l'air ; en sorte qu'en se reportant à la conformation et aux modifications de ces organes ainsi qu'aux mouvemens de l'air, on puisse apprécier exactement la nature des sons par le jeu des parties qui les produisent.

# DU

# MÉCANISME DE LA VOIX

ET

## DE SES DIVERSES QUALITÉS.

On essaierait en vain de décrire les différens sons de la voix humaine ; à moins de présenter en exemple le son lui-même, la description serait toujours défectueuse et souvent inintelligible. Pour être compris, dans ce cas, il faut expliquer le mouvement mécanique des organes et la manière dont ils sont affectés par l'air ; en sorte qu'en se reportant à la conformation et aux modifications de ces organes ainsi qu'aux mouvemens de l'air, on puisse apprécier exactement la nature des sons par le jeu des parties qui les produisent.

Les expériences physiologiques qu'on a faites sur ce sujet sont peu satisfaisantes.

Il y a peu d'opinions arrêtées sur le mécanisme de la parole ; et, pour nous énoncer avec la candeur qui sied aux philosophes, nous devons avouer que nous ignorons encore presque toutes les causes physiques d'où résultent les variétés de la voix. Nous savons que la voix est produite par le passage de l'air dans le larynx et dans les cavités de la bouche et du nez. D'après des expériences faites sur le larynx d'un cadavre humain, ainsi que sur des chiens vivans, dont les organes qui produisent la voix ont été mis à nu, on a décidé, avec une grande apparence de raison, que la formation de la voix est intimement liée avec la vibration des ligamens de la glotte. On ne sait pas précisément ce qui produit l'intonation (1) que l'on a attribuée successivement à une contraction de la glotte, au raccourcissement de ses fibres, à des variations dans le degré de sa tension, au plus ou moins de rapidité avec laquelle le courant d'air se précipite dans son ouverture, à l'élévation et à la chute du larynx entier, changeant l'étendue des conduits vo-

caux, entre la glotte et l'extrémité des cavités de la bouche et du nez ; enfin à l'influence
de toutes ces causes combinées.

Nous ne connaissons pas davantage les
causes de ces modifications du son qu'on
appelle *chuchottement*, *fausset*, *voix naturelle* et *ton pur*. Ces modifications ont été
attribuées à quelques-unes des causes sé-
parées ou réunies qu'on assigne aux diapa-
sons de la voix, mais sans qu'on ait présenté
des raisons plausibles à l'appui de cette opinion. C'est avec la même incertitude que
l'on a placé dans la poitrine, dans la gorge
ou dans la tête, le siége des organes au moyen
desquels elles s'effectuent.

Cette divergence d'opinions, au sujet de la
voix, a été en partie cause qu'on a supposé
l'existence d'une sorte d'analogie entre les
organes de la parole et les instrumens de musique qui nous sont familiers. On a poussé
jusqu'à l'exagération les comparaisons tirées
de cette prétendue analogie : c'est ainsi que
l'on a voulu figurer le gosier, la bouche et le
nez par les diverses parties d'une flûte, en
attribuant les vices de l'intonation vocale à
une altération dans le degré de tension qu'é-

prouvent les cordes de la glotte (2). Nous sommes trop enclins à mesurer les ressources de la nature, dans ce qui a rapport à la voix, sur les inventions imparfaites des arts. Les modifications que subit la matière, pour concourir avec le jeu de l'air à la formation du son, doivent être innombrables, et il y a au moins défaut d'intelligence à borner toutes nos vues sur le mécanisme de la voix humaine, au petit nombre de formes sur lesquelles se modèlent nos instrumens de musique et aux fonctions bornées auxquelles ils sont propres. Les comparaisons qu'ils fournissent ne sont au plus que des jalons faits pour aider l'esprit dans la recherche pénible de la vérité. Les anciens croyaient expliquer les mystères de la voix en comparant la trachée-artère à une flûte; et les savans, depuis Gallien jusqu'au temps de Dodart et de Ferrein qui vécurent au dix-huitième siècle, se complurent à perpétuer cette ingénieuse fiction. Du reste, les variations de la mode y ont apporté quelques changemens, et récemment, pour donner une idée des organes vocaux, on s'est servi des cordes de la harpe éolienne, ainsi que du tube du hautbois (3). Les auteurs

de grandes découvertes, ceux qui ont opéré
des révolutions dans les sciences, ont dû leur
succès en général à cette conviction qu'il y
avait possibilité de modifier et même de changer totalement les habitudes et les préjugés
les plus invétérés. Bien que la persuasion où
l'on est aujourd'hui qu'il existe une ressem-
blance entre le mécanisme de la voix humaine et certains instrumens de musique,
puisse être justifiée par des découvertes ulté-
rieures, la réflexion doit nous préparer à reconnaître, sans surprise, que les fonctions
qui s'accomplissent dans l'un et l'autre cas
sont tout-à-fait différentes. Avant l'invention
des aérostats personne ne soupçonnait qu'il
fût possible de s'élever dans les airs par un
autre moyen que par celui des ailes.

Ce que l'on sait sur la voix se borne à
quelques observations et à quelques expériences précises, jointes à des déductions
tirées des principes qui règlent l'usage des
instrumens de musique, et qui ont été mal-
adroitement appliquées au jeu de nos organes.
Séduits par ce qu'il y a de spécieux dans une
analogie de cette espèce, nous avons adopté
avec si peu de réserve les théories et les dé-

7*

finitions qui découlent de cette analogie, que nous avons presque méconnu l'importance de faire des observations.

Il est aussi nuisible aux progrès de la science de supposer qu'elle soit parvenue à son dernier terme que de désespérer qu'elle puisse y arriver jamais. En suivant la méthode admirable de Bacon, nous devons nous borner à analyser les phénomènes de la voix, nous attacher à ressaisir les ressemblances et les dissemblances qu'ils présentent, et ne jamais nous permettre de les imaginer. Si nous voulions nous livrer à une digression, peut-être devrions nous examiner ici les différentes sortes d'instrumens inventés pour produire le son ; mais comme entre ces instrumens et la voix il ne saurait y avoir de commun que la vibration de l'air indispensable à leur action, il devient superflu de rappeler, comme se rattachant à la science, les moyens qu'on a inutilement employés pour lui faire acquérir un plus haut degré de certitude.

Si je me proposais d'imiter les faiseurs de système, ou ces professeurs qui ne se croient étrangers à rien, je pourrais donner à mes lecteurs une définition quelconque du mécanisme de la voix. Mais mon but est de consacrer tous mes efforts à la découverte de la vérité, et non de satisfaire à un désir sans motif.

Selon moi, ce qu'il y a de plus important, c'est de noter les différences perceptibles pour l'oreille dans les diverses espèces de voix, de décrire la conformation apparente et le mouvement des organes qui les produisent, enfin de rassembler comme en un faisceau des faits auxquels ajouteront les expériences futures, des faits propres à conduire à une doctrine invariable que n'ont pu établir les méthodes étrangères à celle que je me propose de suivre.

Les trente-cinq élémens de la parole (4) sont perceptibles pour l'oreille dans chacune des quatre principales modifications de la voix; savoir: dans le *chuchottement,* la *voix naturelle,* le *fausset,* et ce qu'on nomme plus particulièrement le *ton pur.*

*Le chuchottement* constitue éminemment les élémens *atoniques* de la parole. Toutes les *toniques* et le plus grand nombre des *sous-toniques* sont susceptibles de subir cette modification du son. Les sous-toniques *u,* *z, w, ah, zh* (5), prononcées en chuchottant, ne diffèrent pas des atoniques *f*, *s*, *o*, *th*, *sh*, qui leur correspondent respectivement. Les autres sous-toniques sont sensibles à l'oreille au moment de l'aspiration; car le faible son de *b*, *d* et *g*, que Holder et ses disciples confondent avec les atoniques *p*, *t* et *k*, se distinguent de ces derniers par un léger effort du gosier pour aspirer à l'instant où s'accomplit leur prononciation.

Il y a des circonstances où le chuchottement peut subir les variations du diapason (6). Les toniques peuvent se varier sur toutes les notes de l'octave, avec plus ou moins de facilité, dans les modes *concret*, *discret*, ou du *trille* (7). Quelques-unes des sous-toniques, prononcées avec aspiration, éprouvent un changement d'intonation, moins développé toutefois que celui des toniques. Les atoniques, qui sont les élémens naturels de l'aspiration, doivent être considérées comme étant tout-à-fait incapables de subir les variations de l'intonation; car, bien que l'on parvienne à produire quelque chose qui ressemble à une variation dans l'intonation, en faisant un effort vigoureux sur un élément isolé, on ne doit pas en conclure qu'elles fournissent les moyens d'arriver au mode concret de prononciation. C'est à cause des variations du diapason (8) dans le chuchottement qu'on obtient sur les élémens toniques les modulations dont se composent les airs qu'on joue sur la guimbarde. Si, dès leurs premiers essais sur cet instrument, des personnes, douées même d'une oreille très-délicate, ne parviennent à faire que le parfait accord, les première, troisième et cinquième notes de l'octaye, c'est autant un défaut d'exercice qu'un vice naturel d'intonation en chuchottant (9).

On n'a pas encore indiqué d'une manière satisfaisante les causes auxquelles on doit attribuer l'aspiration considérée comme un effet distinct de la voix. On a dit, avec quelque vraisemblance, que le chuchottement est produit par le passage de l'air dans le tube vocal pendant que les cordes de la glotte sont dans l'inaction, tandis que la voix elle-même, à ce qu'on assure, est le résultat de la vibration de l'air sur lequel agissent ces cordes. Mais ces conclusions, auxquelles on n'est conduit que par des analogies, n'ont d'autre titre à notre confiance que la probabilité plus ou moins grande de leur justesse.

J'ignore la cause mécanique des variations de l'intonation dans le chuchottement. Elle est probablement identique avec celle qui produit la voix; mais j'avoue franchement que je ne sais encore quelle est celle-ci, et vu la différence des opinions à cet égard, je n'ose m'arrêter à aucune.

Les variations qu'on remarque dans le chuchottement aigu et inarticulé proviennent de la langue. On peut en acquérir la preuve en introduisant dans la bouche d'une personne qui siffle une mince vergette, de manière à retenir la langue baissée. On anéantira ainsi la faculté de l'intonation. Le concours de la langue dans la production des variations de l'intonation peut être constaté par quiconque, en sifflant, exécute une cadence; aucun changement ne se décèle dans l'ouverture des lèvres. Lorsqu'on parcourt toute la gamme, et surtout en exécutant des notes faites par l'inspiration du souffle, on s'aperçoit que l'action principale de l'ouverture des lèvres consiste à donner le son aigu qui caractérise cette modification de la voix. L'échelle que parcourt le son sifflant est bien plus étendue que celle dont le chuchottement est susceptible.

Il est digne de remarque que l'articulation distincte des élémens et les variétés d'intonation qu'on distingue dans le jeu de la guimbarde comme dans le sifflement, peuvent se faire par l'inspiration du souffle. Ces modifications du souffle ne sauraient s'opérer par ce moyen aussi aisément et aussi correctement que pendant l'expiration; cela provient, selon toute apparence, de ce que l'empire de notre volonté sur la faculté d'inspirer l'air est trop borné.

La *voix naturelle* est celle qui est en usage dans le langage ordinaire. Elle embrasse une échelle d'intonation qui s'étend depuis le son le plus sourd qui se puisse prononcer jusqu'à celui où la voix naturelle se casse et produit ce qu'on appelle le fausset. La voix naturelle comporte les progressions discrète, concrète et trillée. La voix naturelle et le fausset peuvent se produire d'une manière continue, au moyen des mouvemens concret et trillé, sans qu'il soit possible de distinguer le point qui les unit. A la faveur de cette élévation, par le mode concret, la voix atteint quelquefois au-dessus de sa portée naturelle sans occasioner une rupture désagréable pour.

passer au fausset. Dans la progression dis-crète on sent très-bien le changement qui s'opère de la voix naturelle au fausset ; il se manifeste à la fois par le son et par l'effort qu'il nécessite, à moins que cette transition ne soit exécutée par des personnes d'un grand talent. Cet accident de la qualité du son et de l'intonation à ce degré de la pro-gression discrète, est ce qu'on a nommé *fausse note*.

Comme chacun des élémens toniques peut, dans la voix naturelle, être reproduit sur tous les degrés de diapason vocal sans néces-siter aucun changement visible dans la posi-tion des organes qui l'opèrent *, et comme le nez ne modifie point les toniques, puisque l'entrée en est fermée par le palais aussi long-temps que la prononciation se continue, on peut alléguer, sans crainte d'être contredit,

* Le seul cas où l'intonation semble dépendre du méca-nisme qui produit les élémens, est celui où l'on prononce *a* (10), car alors la langue, en s'élevant vers le palais, semble produire la note élevée du son mourant *e* (11). Mais il est évi-dent que cela ne constitue pas un mécanisme producteur de l'intonation puisque l'élévation de la langue a lieu éga-lement dans la formation de l'*e*; lorsqu'on descend la pro-gression concrète de ce son.

que les organes qui produisent l'intonation
sont placés derrière la racine de la langue et
au-dessous. On ne sait rien de plus, et ce
n'est qu'en continuant d'observer que nous
pourrons accroître nos connaissances sur ce
point.

L'intonation est-elle produite par l'ouverture de la glotte, ou par la tension de ses ligamens, ou par la rapidité de leur vibration,
ou par quelle influence que ce soit de la part
de l'épiglotte, ou par la vélocité de l'air, ou
par la réunion de plusieurs de ces causes?
Enfin, comme l'intonation pendant le sifflement démontre qu'elle peut s'effectuer sans
le secours du larynx (12), il est important
d'examiner si l'intonation de la voix ne se
rattache point à une contraction de la partie
du pharynx et du gosier, combinée avec la
langue vers sa racine, ces diverses parties
formant ensemble un passage à l'air qui se
dirige par en haut, à partir de l'extrémité supérieure du larynx.

La voix naturelle traverse la bouche ou le
nez, ou l'un et l'autre à la fois, selon les élémens qu'on prononce. Dans la formation des
sons toniques, l'ouverture du nez est close

par le palais, et l'air sort librement par la bouche.

*Ng* (13), l'une des sous-toniques, se prononce entièrement par le nez. Les autres nécessitent à la fois le concours de la bouche et du nez. Quoique ces manières de prononcer les toniques et les sous-toniques soient les seules convenables et les seules qui plaisent, lorsqu'on est dans la voix naturelle, chacune d'elles peut néanmoins se prononcer au moyen d'une plus forte proportion d'air vocal émis par le nez. Mais aussi les toniques se trouveront par là modifiées de façon à se rapprocher des sous-toniques : l'articulation deviendra plus obscure, et le son de voix ne sera plus clair, plein, distinct et musical, comme il doit l'être pour rendre les toniques agréables dans le discours, et pour leur donner les alternatives de force et de douceur qui leur sont propres.

Après cet exposé, on peut se demander si la voix sous-tonique, dont il est question dans la troisième section (14), ne doit point les qualités qui la distinguent à ce que l'air est en partie intercepté en traversant la bouche, tandis qu'il s'écoule au contraire librement par le nez. Si en prononçant les toniques *eel* et *oo-ze* (15), on rétrécit concurremment le passage que la surface de la langue, le voile du palais et l'ouverture des lèvres donnent à l'air, on produira la voix sous-tonique de *y* et de *w*, quoique l'on ne connaisse qu'imparfaitement les combinaisons qui déterminent l'air à se frayer un passage par le nez pour former ces sons.

*Le fausset* est ce son remarquable qui se trouve au plus haut degré du diapason vocal lorsque la voix naturelle est poussée au-delà de sa portée. Les cris aigres, perçans ou aigus, sont des modifications du fausset. Il ne faut pas s'imaginer que l'échelle particulière à ce mode de voix soit comprise entre la dernière note de la voix naturelle, et la plus élevée qu'on puisse effectuer. On peut encore former une sorte de fausset un peu au-dessous du point qui lie la voix naturelle à ce genre d'intonation (16). Tous les élémens, excepté les atoniques, sont susceptibles de se prononcer avec le fausset ; les notes les plus élevées du chuchottement n'offrent rien qui réponde à cette espèce de voix. J'ai déjà fait observer que l'effet désagréable qu'on remarque dans le son ainsi que dans l'effort qui le produit, en passant de la voix naturelle au fausset, disparaît lorsque la transition a lieu au moyen des échelles concrètes et trillées.

Le mécanisme dont résulte l'intonation du fausset n'est pas l'effet d'une disposition particulière ou d'un mouvement spécial de la langue et des lèvres, analogue à ce qui produit le sifflement. On peut aussi s'assurer par l'état des organes que cette intonation n'est pas due au passage énergique de l'air par le nez, car elle peut être effectuée quand la luette est visiblement en contact avec la base du crâne, et que la communication entre l'air des poumons et la tête est ainsi interceptée (17). A la vérité, le fausset de même que la voix naturelle, peut être transmis par la tête au moyen d'efforts très-violens; il prend alors une expression nazillarde qui blesse l'oreille; mais cette dernière condition ne forme point le caractère des sous-toniques de ce mode. *Gn*, prononcé avec le fausset, passe exclusivement par le nez; les autres sous-toniques nécessitent en partie l'emploi du même conduit. Ce qu'on appelle *hummins* (18), bourdonnement, est généralement occasioné par l'usage de la sous-tonique *ng* avec le fausset.

On a cru que le fausset se faisait par l'orifice supérieur du larynx que déssinent les cartilages aryténoïdes réunis à l'épiglotte*, et l'on attribue à un changement de mécanisme, au moment de la transition, la difficulté qu'on éprouve à joindre le fausset à la voix naturelle qui est regardée comme un résultat du jeu des ligamens de la glotte. Mais cette difficulté disparaît lorsque la transition s'opère par le mouvement concret.

La véritable cause du fausset est donc ignorée.

L'expression de *ton pur* est venue des progrès faits dans l'art de chanter ; on l'emploie alors pour exprimer une certaine supériorité dans les qualités de la voix. Dans un sens plus général elle désigne une abondance, une vélocité et un timbre éclatant qui peuvent être ou naturels à la voix ou simplement acquis. Les recherches faites sur la nature du ton pur ont attiré l'attention des phi-

---

* Voyez le Sommaire des découvertes et des opinions de M. Dodart.

losophes qui se sont occupés du chant ; mais, bien que l'agrément qu'il communique au ton uniforme et concret de la parole ne soit pas moins sensible que lorsqu'il s'adapte aux autres modes d'intonation, je ne sache pas qu'on ait jamais examiné d'une manière très-approfondie l'avantage qui résulterait de l'application de cette espèce de voix à la lecture et au *récit.*

Les analyses imparfaites et les traités vagues que les anciens nous ont laissés sur la voix, et plus encore la confusion qui existe dans les travaux de leurs commentateurs, ne nous permettent pas de décider si les termes *os rotundum* dont se servaient les Romains pour désigner la supériorité de la prononciation des Grecs, se rapportaient à la construction de leurs périodes, à l'abondance ou à la position des voyelles ou à la qualité de la voix. Quelle que soit la signification primitive de ces mots, l'expression anglaise : *roundness of ton,* rondeur du ton, qu'on emploie pour qualifier une certaine espèce de voix, semble en être la traduction littérale.

Quiconque a observé attentivement la voix humaine, et s'est rendu familières les beautés, les facultés qu'elle recèle, en écoutant les beaux modèles qui brillent sur la scène, doit pouvoir se rappeler que le sens et le goût de ces perfections ne lui sont venus que très-lentement. Il doit s'avouer également qu'il eût apprécié bien plus tôt ces qualités, si elles avaient été exprimées par un mot analogue au sujet. En conservant les élémens de la phrase latine, j'ai construit le terme d'*orotunde* que j'emploie tantôt comme adjectif et tantôt comme substantif, pour désigner une voix claire, pleine, puissante et sonore, au lieu de l'expression que j'avais été obligé d'emprunter dans mon vocabulaire des termes de musique.

J'entends par *ton pur*, ou voix *orotunde*, cette manière naturelle, ou acquise, de prononcer les élémens, qui fait ressortir une voix pleine, unie et vibrante, ou musicale, qu'on remarque rarement dans le langage ordinaire, et qu'une étude assidue peut seule marquer au coin de la perfection. J'appelle une voix pleine celle dont le son grave et creux approche de l'enrouement; j'entends par voix vibrante ou musicale, celle qui rappelle la résonnance des instrumens de musique ; je sais combien il est difficile de faire comprendre des difficultés de cette espèce sans les appuyer d'exemples donnés de vive voix. Peut-être le meilleur moyen d'instruire sur un pareil sujet serait-il d'éveiller l'attention par les mots, d'expliquer avec détail, et avec autant de clarté que possible, l'idée qu'on veut transmettre, d'employer le secours d'une comparaison, et de s'en rapporter à la sagacité du lecteur pour en faire ensuite l'application. Les mêmes rapports qui ont suggéré une comparaison à celui qui s'en sert, décideront avec le temps ceux qui la méditent à en reconnaître la justesse *.

Le mécanisme et le jeu des parties qui produisent la voix orotunde me sont inconnus. La langue ou les lèvres n'y entrent pour rien, et même il n'est pas nécessaire pour l'effectuer que le passage de la bouche au nez soit fermé. Le seul mouvement sensible qu'elle occasione résulte d'une contraction de cette extrémité du gosier qui se trouve immédiatement au-dessous de l'insertion de la langue.

---

* Le lecteur peut juger, par des répercussions, la nature et les qualités de la voix orotunde.

Plus, cette contraction s'opère avec force pendant la prononciation, plus la voix prend un caractère qui rappelle l'idée d'une voix sortant des cavités de la poitrine, ou qui part d'une bouche appliquée à l'orifice d'un vaisseau creux et vide. Je demanderai, sans pourtant être très-rassuré sur la justesse de la supposition, si la contraction indiquée n'entre pas pour quelque chose dans le mécanisme auquel est due la voix orotunde (19).

Le déplacement de la partie supérieure du larynx, qui lui fait affecter la forme d'un tube, joint à une forte compression de cet organe au-dessus de la glotte, peut produire une voix rauque et vibrante, au moyen de l'air qui se précipite entre les parois humides dont est tapissé l'intérieur du conduit vocal. C'est ainsi, comme je le démontrerai plus tard, que se forme le son rauque et guttural qu'on emploie pour exprimer avec énergie un sentiment de profond mépris. Je voudrais qu'on m'apprît si la trachée-artère contribue à la production de la voix orotunde en donnant une direction particulière à l'air émané des poumons ; car j'ai le dessein d'é-

8*

tablir bientôt que la manière de conduire le souffle a une grande influence sur la formation de cette espèce de voix.

On a adopté en anglais les expressions italiennes : *Voce di petto* et *voce di testa*, dans lesquelles semble comprise toute la théorie du ton pur. *La voce di petto* désigne la voix qui part de la poitrine. *La voce di testa* s'applique à celle qui vient de la tête, et qu'on appelle fausset [*]. Les distinctions anatomiques faites sur ce sujet présentent trop de vague, et il y a bien des raisons pour suspecter la justesse de cette division systématique, considérée comme analyse philosophique. Les expériences physiologiques ont rendu plus que probable que la glotte est l'organe essentiel de la voix. Les fondemens du mécanisme de la voix, qu'on me passe cette expression, se trouvant donc dans cette région, nous devons considérer le chuchottement, le fausset, la voix naturelle et la voix orotunde comme

---

Un auteur assigne à l'organe productif du fausset le même siége que j'indique. Un autre l'appelle la voix du *gosier*, et tous nous donnent leurs opinions pour de graves vérités.

des modifications du jeu de la glotte, et non comme des effets produits par des organes dont les siéges seraient ailleurs. Or, quoique la voix de tête et celle de poitrine, comme on les appelle, paraissent indiquer, par leurs caractères spéciaux, le siége de leurs organes, il se peut que nos idées à cet égard ne soient qu'une illusion.

Après la conviction que la glotte est l'organe effectif de la voix, tout ce que nous savons de positif, sur les parties qui concourent à la former, c'est qu'elle émane librement de la bouche et du nez séparément, ou bien de la bouche et du nez tout à la fois; en sorte qu'on pourrait en déduire une classification de la voix, qui la distinguerait en *orale*, *nasale* et *oro-nasale*. La voix tonique serait *orale;* l'une des sous-toniques serait *nasale*, et les autres seraient *oro-nasales.* La modification particulière de la voix, que nous avons nommée orotunde, peut donc, sans choquer le bon sens, être attribuée à l'action de l'une ou de plusieurs des parties que je viens de désigner ; mais il est absurde de prétendre qu'elle soit due à une action de la poitrine.

Le fausset, qu'on appelle voix de tête, peut se former tandis que le passage qui conduit au nez est fermé ; ce qui empêche que le son ne passe à la tête (20).

Tout ce que nous avons à dire de cette distinction de la tête et de la poitrine, c'est que les sons qui proviennent de l'une et de l'autre sont très-différens, et que, dans l'état des connaissances actuelles, nous ne savons rien ni du lieu ni du mode de leur mécanisme. Je conviens que la voix orotunde paraît provenir d'une région du gosier inférieure à celle d'où partent le fausset et la voix du langage ordinaire ; je reconnais également que pendant son émission il y a visiblement autour du larynx un effort qui n'est pas sensible lorsque les autres sortes de voix se développent. L'erreur qui a suggéré l'emploi du mot de *ventriloquisme* et les nombreuses illusions de cet art nous invitent à ne pas nous fier imprudemment aux apparences ou au seul témoignage de l'oreille, pour assigner le lieu où les sons prennent leur origine (21).

Il y a une certaine voix qui, dans les sons graves, est nommée pleine, et qui résonne creux comme la répercussion du son dans des cavités. En pareil cas, rien ne prouve que le larynx descende plus bas vers la poitrine, ou que la trachée-artère, les bronches ou les follicules du poumon accomplissent aucune fonction vocale. Il faut se résigner à admettre que c'est un son d'une nature toute particulière, produit par la glotte ou par quelque organe voisin, et qu'il en résulte un effet semblable à ce que serait, selon notre pensée, un son venant des profondeurs des poumons.

Ce qui rend probable que l'expression *voce di petto* n'est point fondée sur des notions physiologiques, c'est que la voix produite par cette affection du larynx, de la gorge et de la cavité du nez, connue sous le nom de rhume ou d'enrouement, a une consistance et un degré de résonnement analogues aux sons creux qu'on suppose venir de la poitrine. Les artistes distingués, qui n'ont point reçu de la nature cette voix sonore et pleine, l'acquièrent par une étude et un exercice soutenus. Je connais un acteur de mérite dont la voix est très-agréable et parfaitement adaptée à la solennité de la tragédie, mais dont les sons toniques paraissent néanmoins être légèrement affectés par un rhume, et je n'ai connu personne de remarquable dans cette carrière dont la voix ne fût au moins, à l'occasion de quelques syllabes, entachée, s'il m'est permis de m'exprimer ainsi, de cet enrouement orotunde.

J'ai déjà avoué mon ignorance touchant le mécanisme et les mouvemens qui produisent la voix orotunde, et j'ai présenté des observations et des doutes qui pourront éveiller l'attention de personnes dont les talens et les loisirs les rendent plus propres que moi à en faire jaillir quelques vérités nouvelles.

J'ai avancé aussi que les seuls exemples connus d'une voix pure et orotunde étaient les produits de l'étude et de l'exercice; je me propose d'indiquer ici quelques-uns des moyens les plus simples d'acquérir ce genre de voix.

Avec un peu d'attention il est aisé de s'apercevoir qu'il y a deux manières d'émettre l'air dans l'expiration : l'une consiste à le laisser fluer sans interruption et en un seul jet prolongé; l'autre, à laisser échapper l'air par jets brefs et répétés. Celle-là est en usage dans la respiration ordinaire, dans les palpitations violentes, les soupirs, les gémissemens et l'éternuement; l'autre se pratique lorsqu'on rit ou qu'on parle *.

Par l'influence de notre volonté sur les muscles de la respiration, le souffle se ménage durant la conversation et se distribue en raison du nombre et de la longueur de chaque syllabe. En se précautionnant ainsi contre une profusion dangereuse, on évite de recourir à une inspiration trop fréquente de l'air atmosphérique; et la faculté de s'arrêter pendant l'expiration du souffle, entre chaque syllabe ou chaque parole, permet à la voix d'éclater toutes les fois que le sens du discours exige une emphase particulière.

La toux peut être accompagnée ou d'une

---

* Le rire et les pleurs me fourniront l'occasion de présenter plus tard quelques observations.

Le soupir et le gémissement durent un temps égal; l'un est un élément atonique et l'autre un sous-tonique.

L'éternuement est une expiration continue du souffle, commencée soudainement; il produit également un des élémens vocaux.

Je ne dis rien des divers modes d'inspiration qui se rattachent à ses facultés.

suite d'efforts rapides et brefs qui exigent l'expiration; ou d'une seule émission continue du souffle qui s'épuise au moment où le son cesse. C'est sur ce dernier mode que se base l'art de se former une voix orotunde (22).

Cette impulsion donnée par la toux en un seul trait se compose de la prononciation subite d'une des toniques brèves, suivie de la respiration continue qui produit le son purement atonique $h$, jusqu'à ce que le jet de l'expiration soit épuisé. Maintenant, si l'on change cette double fonction qui s'accomplit par une brusque explosion de la voix (23) accompagnée d'une aspiration, en une voix continue, ce qui peut se faire par la substitution d'une tonique à cette aspiration, on obtiendra une sorte de son qui, par l'effet de l'étude et de l'exercice, produira cette articulation pleine et sonore que j'appelle orotunde.

Cet effet, appliqué à sa prononciation, lorsqu'il n'est pas accompagné des saccades de la toux, est l'espèce de voix qu'on entend lorsque quelqu'un bâille; car cet acte produit une voix creuse bien différente de la manière ordinaire de prononcer les toniques dans la conversation.

Si l'on s'exerce à produire ce genre de voix particulier à la toux et qui est distinct de la toux naturelle, laquelle se compose en partie d'un son vocal et en partie d'une aspiration; non-seulement, dis-je, on acquerra une plus grande facilité à former cette voix, mais encore on parviendra à lui donner considérablement plus de clarté et de douceur. Pour cet effet, il faut s'exercer à parcourir alternativement d'une extrémité à l'autre tous les degrés de l'échelle concrète, avec chacun des élémens toniques, en prolongeant la voix jusqu'à l'extrême portée de l'haleine dans le mouvement de l'expiration*.

Lorsque le lecteur sera en état de prononcer parfaitement les élémens toniques dans la voix orotunde, il pourra essayer de s'énoncer dans cette même voix. Il prononcera peut-être lentement de cette manière chaque syllabe séparément, en lui donnant toute l'étendue de souffle que com-

---

* Ce procédé, pour donner de l'impulsion à l'haleine, en la faisant sortir des poumons, est sujet à occasioner de l'étourdissement. On doit donc éviter de trop prolonger cet exercice, et le suspendre aussitôt que l'inconvénient signalé se fait sentir.

porte une expiration ; mais, s'il vient à prononcer toute une phrase avec le mouvement qui caractérise le discours ordinaire,
il reprendra involontairement sa voix naturelle. On peut rendre raison de cela, en
se reportant à la distinction des deux modes
d'expiration. Car, bien que l'élève puisse acquérir l'art de former la voix orotunde avec
un jet soutenu de la voix, il n'est pas pour
cela en état de joindre à cette voix un jeu
interrompu de l'haleine pareil à celui qu'il
emploie dans la prononciation habituelle, lequel est indispensable pour donner de l'ai-
sance et de l'agrément au discours.

Toutefois, en s'exerçant constamment sur
une seule syllabe, à laquelle on aurait soin
d'en ajouter successivement une nouvelle,
on parvient, avec le temps, à se rendre maître de l'expiration du souffle dans la voix
orotunde, comme on l'est dans celle du langage ordinaire.

En acquérant cette facilité de gouverner
l'aspiration de la voix orotunde, le lecteur s'apercevra qu'encore qu'il puisse arriver à combiner plusieurs syllabes dans le
cours d'une seule expiration de voix, ce

mode de s'en servir, quant à la suite des intonations qui se présentent dans un discours,
ne laissera pas de blesser son oreille. Il y
aura de la monotonie dans son débit, et il ne
pourra, à la fin de chaque période, laisser
tomber convenablement sa voix. Mais, avec
de la persévérance, il vaincra encore cette difficulté, et parviendra à se rendre cette voix
aussi familière que les mouvemens variés de la
voix naturelle.

Ce que je dis ici de la voix orotunde est
commun à l'usage de la voix naturelle dans
les premiers essais que nous en faisons. Les
premiers cris des enfans se font avec un jet
continu d'expiration de souffle. Il se passe
bien du temps avant qu'ils aient recours au
mode de l'expiration interrompue. Le premier discours d'un enfant se compose d'une
seule syllabe prononcée avec une quantité
relative de souffle en expiration. L'exercice
qu'il acquiert par l'usage du souffle qu'inter-
rompent les pleurs et les ris, lui fait acquérir
l'habitude pleine et entière du langage. Le
même genre de souffle, entrecoupé de mono-
syllabes, que nous remarquons chez les enfans et chez les personnes qui font leurs pre-

miers essais pour acquérir la voix orotunde, s'observe encore chez les vieillards et chez ceux qui sont atteints de certaines maladies graves. Dans tous ces cas la prononciation s'effectue au moyen d'une ou tout au plus de deux syllabes à chaque mouvement d'expiration. Il en est de même encore dans les cas de palpitation occasionée par un violent exercice ; car alors on perd la faculté de maîtriser le jeu de l'haleine expirée.

Les artistes dramatiques les plus distingués possèdent la voix orotunde. Je ne saurais dire par quels moyens ils l'ont acquise lorsqu'elle ne leur était pas naturelle, si tant est que ces moyens soient uniformément les mêmes pour tous. Pour cet objet, le seul exercice de la voix ne saurait suffire puisque la conversation ordinaire, et les habitudes oratoires de certaines professions sont presque constamment impuissantes pour la modifier. Il y a toutefois une circonstance particulière au débit des acteurs, qui peut avec le temps produire, sans le concours de la volonté, le volume et la gravité imposante d'une voix orotunde. Je vais donc indiquer en peu de mots un expédient que me suggère la déclamation énergique de la scène.

Que le lecteur, en prononçant l'interjection *hah!* dans la voix du chuchottement, fasse une expiration avec assez de véhémence pour expulser tout l'air des poumons. Qu'il change ensuite par le même procédé ce chuchottement en un son vocal, sa prononciation produira l'effet grave, plein et retentissant de l'orotunde, et paraîtra provenir de la poitrine. Ce caractère de la voix est celui qui accompagne les vociférations ; car, si cet exercice violent ne produit pas le fausset ou des cris aigus et perçans, la puissance de la voix ne s'en manifeste que davantage.

Les grands acteurs ont une sensibilité vive, énergique et délicate à la fois. La force que leur voix acquiert, par suite des efforts que provoque cette sensibilité, les conduit à employer, comme par instinct, le mode de prononciation que j'ai essayé d'expliquer au moyen de l'interjection *hah!* J'ai démontré ailleurs qu'en unissant un certain degré d'énergie dans l'aspiration aux élémens toniques, on parvient à se faire un mode d'expression vif et puissant (24). L'expression continuelle des sentimens outrés du drame, jointe aux efforts qu'exigent les dimensions d'un théâtre, oblige à ce mouvement violent de l'expiration qui finit par donner la voix orotunde. Ce moyen de la produire m'a indiqué l'idée des avantages qu'on peut retirer d'un exercice véhément des organes d'où proviennent les effets que j'ai décrits.

On ne doit pas s'imaginer que le son grave, plein et retentissant de la voix orotunde, soit toujours d'une pureté égale. Cette pureté varie depuis le plus haut degré de perfection jusqu'au point où commence la voix naturelle, et se modifie selon qu'elle est plus ou moins dégagée de l'aspiration, plus ou moins exactement articulée, plus ou moins frêle ou unie, plus ou moins affectée du son nasal, plus ou moins brillante, lourde, ou forte.

On demandera peut-être quels avantages on retire des soins et du travail que je recommande pour acquérir ce genre de la voix perfectionnée et l'appliquer aux usages de la conversation. — Je répondrai :

1o. Le son seul de la voix en est plus musical que celui de la voix ordinaire, puisque, selon son degré de perfection, ou le timbre qui lui est spécial, il participe du son du chalumeau, du cor, de la flûte ou des verres de l'harmonica. Il y a de certaines voix qui, comparées à une belle orotunde, pleine et sonore, ne présentent rien de plus musical que le bruit d'un marteau tombant sur une planche. Une voix musicale est plus qu'une autre adaptée à l'exécution du son mourant, puisque, pour le terminer avec perfection, il faut indispensablement que la voix possède de la douceur et du poli. Il y a quelque chose de si attrayant dans ce genre de voix, qu'il est apprécié même du petit nombre de ceux qui sont insensibles aux plus beaux effets de la prononciation, de la suspension, de la qualité de la voix et de l'intonation. J'ai connu une personne qui s'était fait une réputation uniquement par le timbre musical de sa voix, quoique sous d'autres rapports, également importans pour bien lire, elle ne s'élevât même pas à la médiocrité. C'est cette qualité qui couronne toutes les autres perfections que peuvent réunir les grands acteurs; elle plaît surtout dans la voix des femmes où elle se manifeste plus particulièrement.

9

2º. La voix orotunde est plus pleine que la voix ordinaire ; et , de même que sa douceur et son poli donnent de la grâce au son mourant , son volume fortifie aussi, avec un effet non moins agréable , le son prononcé du mouvement radical.

3º. La pureté de ce genre de voix donne de la netteté à la prononciation ; car, lorsqu'elle est parfaitement formée , elle n'offre rien de sourd et d'obscur comme le son nasal et le son aspiré, dont la rudesse ressort particulièrement lorsque leur combinaison produit le ronflement.

4º. Elle a plus d'énergie que la voix ordinaire ; en cela , elle porte le cachet de tout ce qui est parfait. L'oreille nourrie de son abondance est pleinement satisfaite.

5º. La voix orotunde est plus soumise à l'empire de la volonté que la voix ordinaire ; elle produit conséquemment avec plus d'effet et de précision les longues quantités du mode concret. Elle est aussi la plus susceptible de variation dans sa force ou dans son volume ; elle convient le mieux pour exécuter les cadences , et pour remplir toutes les autres conditions de l'intonation employée à exprimer nos sensations.

6°. C'est le seul genre de voix propre à la lecture du drame et de la poésie épique. L'acteur ne doit qu'à elle seule de pouvoir manifester complètement la dignité et l'énergie de ses pensées. L'effet solennel de cette voix l'emporte autant sur les maigres sons du langage habituel, que les tableaux du poëte et la science des Mages sur les pitoyables scènes de la vie réelle et sur toutes les étroites maximes qui y sont en usage. C'est la seule voix qui convienne à la majesté des vers d'un Milton ou d'un Shakespeare.

7°. Enfin, comme l'acquisition de la voix orotunde n'exclut pas la faculté de recourir à volonté à la voix ordinaire, on peut d'avance se figurer les avantages que présenterait l'emploi bien entendu de l'une et de l'autre pour donner en quelque sorte au discours des alternatives de lumière et d'ombre, et augmenter ainsi les moyens de relever les formes et le coloris oratoires.

Avant de terminer ce chapitre, je ne saurais m'empêcher d'exprimer la crainte qu'on

9*

ne trouve insuffisantes les descriptions que je viens de faire des moyens qui me paraissent propres à conduire à des succès. Si l'on trouve mes définitions intelligibles et l'ordre de mes raisonnemens clair, je serai heureux d'avoir rempli une tâche qui m'était chère, et le lecteur trouvera peut-être, dans ce que j'ai dit, un genre d'instruction dont il fera profiter les autres ; pour peu qu'il soit doué d'un génie inventif, je ne doute point qu'il ne découvre des ressources plus sûres et plus promptes que celles que j'ai indiquées.

# NOTES.

(1) J'emploie le mot *intonation* pour rendre celui de *pitch;* je ne l'ai adopté qu'après avoir pris l'avis de plusieurs Anglais, à qui la langue française est familière. Dans quelques cas je me suis servi de celui de *diapason,* comme d'un équivalent de *pitch.* En effet, la petite fourchette qu'on nomme *diapason,* ainsi que le degré de l'échelle chromatique auquel répond le *la* des instrumens de musique, ou cette même note de la voix, se traduisent en anglais par *pitch.* Cependant, il sera facile de s'apercevoir, par les diverses circonstances dans lesquelles cette dernière expression est employée, que le mot d'*intonation* en rend mieux là valeur.

(2) On croit assez communément que les personnes qui chantent faux doivent s'en prendre à leur ouie, et l'on dit alors qu'elles *n'ont point d'oreille,* car en musique ce mot est synonyme d'ouie; on prétend aussi que le vice d'intonation tient à une

altération du degré de tension qu'éprouvent les cordes de la glotte. L'une et l'autre de ces opinions sont fondées jusqu'à un certain point. Mais toutes deux sont incomplètes, et leur combinaison ne fait en quelque sorte qu'approcher de la vérité.

Le vice signalé ici résulte généralement d'une *discordance* physique entre l'oreille et les organes modificateurs de la voix qui ont leur siége sur le larynx. Cette discordance est un phénomène névrologique qui provient d'une disproportion entre l'action *effectuée* par ces organes, et celle que *subit* le nerf auditif. Il y a des personnes qui ont la voix forte, facile et étendue, et qui cependant chantent faux. Elles doivent les défectuosités de leur voix à la forme, à la disposition et à l'énergie des organes mêmes qui les produisent ; tandis que les vices de l'intonation proviennent de ce que le système nerveux de leur oreille, étant fondé sur des rapports différens, est affecté dans des proportions qui, ne concordant plus avec les facultés vocales, tendent sans cesse à en égarer l'action. Il faut observer que lorsque les organes de la voix et ceux de l'audition agissent dans le même individu, indépendamment les uns des autres, ils forment séparément un système complet, harmonique, et d'un effet juste, puisque les personnes dont la voix est forte, sonore et étendue, et qui chantent faux, ne laissent pas ordinairement d'être assez bons juges de la justesse de la voix des autres. C'est qu'alors cette voix, venant de l'extérieur, arrive à leur oreille sans l'intermédiaire du système nerveux qui unit chez eux les organes vocaux aux organes de l'ouie. J'ai vu des personnes affectées de ce vice organique sentir très-bien qu'elles chantaient faux, sans pouvoir cependant se rectifier ; d'autres chantaient faux et ne s'en doutaient pas.

Nous connaissons un de nos plus habiles chimistes, M. J. de F., qui retient les morceaux les plus étendus de musique avec une facilité étonnante, qui s'aperçoit de la moindre nuance d'un son dans le chant, et cependant il chante constamment faux. Chez lui, à coup sûr, ce n'est point un *défaut d'oreille*, comme on le croit, mais un effet de cette discordance précitée. Cela est d'autant plus vrai qu'il reconnaît lui-même les tons faux qu'il donne.

A côté de cette première cause du vice d'intonation, qui est aussi la plus générale, je dois en indiquer une autre que m'a révélée l'examen attentif des organes de la voix dans un grand nombre d'individus. Elle consiste dans une discordance entre la forme du diapason vocal, l'énergie des organes modificateurs situés sur le larynx, le volume et la vitesse du souffle.

Enfin, comme ces causes indépendantes l'une de l'autre peuvent agir concurremment chez la

même personne, l'on conçoit que lorsque cela arrive ainsi, elles doivent s'opposer, quels que soient
les secours de l'art, à la justesse de l'intonation.
Les artistes les plus distingués de nos jours m'ont
fourni des exemples qui viennent à l'appui de ce
que j'avance. M<sup>me</sup> Pasta et David fils, qui très-souvent chantent faux, ont la voix cependant toujours
juste, lorsque leur oreille a le temps d'être disposée
soit par quelque mesure qui précède la note chantante, soit par l'harmonie qui prélude au chant.
Néanmoins, hors même de ces conditions, leur voix
est généralement juste dans les notes surlaryngiennes les plus aiguës, surtout lorsque ces notes sont
vibrées avec une très-forte impulsion. J'ai connu
une dame allemande très-distinguée, soprano-sfo-
gato, qui, à l'exception d'une seule note surlaryngienne, le *mi bémol*, chantait avec une grande facilité et surtout avec une justesse admirable ; toute
espèce d'études et d'efforts avaient été infructueux
pour parvenir à rectifier son seul défaut dont le
siége, d'après l'examen du mécanisme de sa voix,
pendant l'émission du son, nous a paru être dans
les organes modificateurs du second registre de la
voix.

Toutes les fois qu'il y a vice d'intonation, si ce
vice dépend de la forme ou du mécanisme du second registre vocal, et que le malade s'aperçoive
de la non-justesse de sa voix, on peut espérer la

guérison. Plusieurs faits pathologiques de cette nature se sont présentés dans ma pratique, et le succès a presque toujours répondu à mon attente.

Malheureusement il n'en est pas ainsi lorsque le vice d'intonation dépend d'une imperfection de l'ouie, c'est-à-dire lorsque le malade est incapable de distinguer la justesse ou la non-justesse de sa voix. Dans ce cas nous croyons que ce vice est incurable puisqu'il est véritablement organique, et qu'une condition essentielle à la justesse des sons, lorsque l'organe de la voix n'est pas défectueux, est *l'oreille musicale*. Il suffit de comprendre la musique, et surtout le chant, pour reconnaître toute l'importance de cette condition. Il faut donc que celui qui chante écoute en même temps, et analyse par l'oreille, autant que par la pensée, chaque intonation de sa voix et les moindres transitions harmoniques. Je dirai même que non-seulement cette personne doit écouter la phrase qu'elle chante dans le moment, mais encore celle qui doit suivre immédiatement ; en un mot, le chanteur doit sentir en lui-même réformer, par anticipation, un certain nombre des sons que sa voix doit produire.

(3) L'auteur, au moment où il publiait cet ouvrage, n'avait certainement pas connaissance des beaux travaux de M. Savart.

(4) Il est question de la langue anglaise dont les

sons élémentaires sont, selon l'auteur, au nombre de trente-cinq. Il les répartit ensuite en trois classes principales ; les *atoniques*, les *toniques* et les *sous-toniques*. (Voy. *Philosophy of the human voice*, 3ᵉ section.)

(5) Ces consonnes, à l'exception de *z*, ont en anglais et en français une appellation différente. Dans la première de ces langues, on prononce *vī zéddĕ, dŏbeŭliŏū;* et quant au *th* et *zh*, il est impossible d'en donner une idée *exacte* à qui ne les a pas entendu prononcer aux Anglais. Le *th* est un son adouci du *t* simple qu'on prononce au moyen du souffle, comprimé dans la cavité de la bouche par le contact de la langue avec la surface interne des dents incisives pendant la demi-seconde qui précède l'émission de la voix. Le *zh* est une combinaison de ces deux lettres dont se sert l'auteur pour indiquer le son du *z*, suivi ou plutôt accompagné d'une aspiration. Au reste, il est essentiel de se rappeler que le nom des consonnes ne doit pas être confondu avec leur valeur vocale. Ainsi, quoique les Anglais nomment *w dŏbeŭliŏū*, dans la composition d'une syllabe, cette consonne, d'une nature équivoque, n'a d'autre valeur que celle de la diphthongue française *ou*, qui elle-même est un similaire de l'*ŭ* italien ; en sorte que le pronom anglais *we* se prononce *ouī*.

(6) Dans ce cas, par exemple, le mot *pitch* peut être traduit autant par intonation que par diapason ; ici je me suis servi de ce dernier comme rendant mieux la pensée de l'auteur.

(7) L'auteur entend par le *mode concret*, une progression dans l'échelle musicale dont chaque degré peut être apprécié par l'oreille ; comme lors du passage d'une note à la note supérieure ou inférieure, ou de cette note à son dièse ou bémol. Le *mode discret*, au contraire, est une progression continue de l'échelle musicale au moyen de laquelle le son remplit constamment l'intervalle depuis le point de départ jusqu'à celui où il parvient.

A ces deux modes, l'auteur en ajoute un troisième qu'il appelle *l'échelle trillée* (*Tremulos Scale*). Cette échelle, que parcourt la voix en sons brefs et rapides, est une progression par degrés moindres qu'un demi-ton, mais au moyen de laquelle, après s'être élevé à un point quelconque, la voix reprend une fraction de note au-dessus du point de départ pour s'élever d'autant au-dessus de celui où elle était parvenue, et ainsi de suite. S'il s'agissait de descendre cette échelle, on conçoit que la voix, parvenue à une note quelconque au-dessous du point de départ, reviendrait près de ce point pour descendre encore plus bas, et ainsi de suite. (Voy. *the Philosophy of the human voice*, sect. 1, p. 32).

(8) Nous revenons encore sur le mot *pitch*, qui, dans ce cas, signifie diapason. Plus tard je parlerai de l'opinion du docteur Rusch sur l'influence du larynx dans le sifflement ; en attendant, je crois que la différence du diapason dont il s'agit, résulte des modifications particulières que subit le tuyau buccal, c'est-à-dire du travail du voile du palais, de la langue, des lèvres et de la mâchoire inférieure. Le larynx fait alors office de porte-vent, et contribue aussi par son mécanisme à la modulation des sons, qui est particulièrement opérée par le jeu des parties précitées.

(9) En ce qui concerne la guimbarde, je puis, dès à présent, rapporter quelques faits curieux. Je les extrais d'un Mémoire dans lequel je me suis spécialement occupé du jeu de cet instrument.

Il y a quelques mois, M. le baron Larrey, à qui j'avais communiqué les idées qui font l'objet de ce Mémoire, me fit entendre une demoiselle qui possède, comme guimbardiste, un talent vraiment extraordinaire. Je profitai de l'occasion pour prouver au célèbre chirurgien que le larynx est en effet pour quelque chose dans le jeu de la guimbarde. Il pensa, comme moi, qu'il serait intéressant d'étudier avec détail tous les phénomènes perceptibles que présente ce jeu, lequel, je le suppose du moins, n'a pas encore été sérieusement examiné sous le point de vue physiologique. Je travaillai dès-lors à compléter mes explorations dans ce sens. Elles m'ont conduit à des résultats dont je dirai quelques mots plus tard. En attendant, je vais laisser M^{lle} M..... nous raconter les circonstances qui ont déterminé sa prédilection pour la guimbarde, et les études qui lui ont fait atteindre le degré de perfection auquel elle est parvenue.

« J'ai toujours été frappée, dit-elle, des sons harmonieux de ce petit instrument, et l'effet qu'ils ont produit sur moi m'a déterminé à m'en occuper avec persévérance. La première personne que j'ai entendue est M. Genoposky, officier polonais ; il en jouait avec tant de goût et de perfection que l'être le plus insensible aux charmes de la musique n'aurait pu se défendre d'une émotion de plaisir. Lorsque j'exprimai à M. G. la résolution que j'avais prise de me livrer à cette étude, il eut la bonté de me jouer plusieurs airs. Malheureusement pour moi, étant obligé de partir, il ne put me continuer ses leçons. Je me trouvai alors dans un grand embarras, et malgré les cinq ou six guimbardes qu'il m'avait laissées je fus sur le point de perdre courage. Il s'agissait de savoir comment les accorder : pendant plusieurs jours je m'exerçai sur une seule, et je m'aperçus, chose que j'ai continué a remarquer par la suite, que la guimbarde ne parcourt que l'étendue de deux octaves, sans cependant faire entendre toutes les notes de la gamme ; ainsi, si cet instrument a pour son fondamental un *re*, il ne peut exprimer en remontant que *re*, *fa*, *la*, *re*. Avec aussi peu de moyens il était nécessaire de rémédier à cet inconvénient en doublant et triplant même le nombre des instrumens, ainsi que je l'ai fait depuis. Après avoir fait des essais sur différens tons, j'ai trouvé que la quarte remplissait les conditions voulues ; les notes qu'elle donne sont donc *la*, *ut*, *mi*, *la*. Cependant il ne faut pas croire que l'on ne puisse pas absolument produire d'autres sons, mais alors ceux-ci sont tout-à-fait différens, autant par la manière de les rendre que par l'effet qu'ils produisent.

»Quant à moi, je ne m'en rends compte que par le mot *intermédiaire*. Les sons naturels, qui ne sont autres que ceux de l'accord parfait, se rendent par l'ébranlement de la lame de l'instrument, ébranlement répété pour chaque note. La différence du son ne peut s'opérer que par l'éloignement ou le rapprochement des lèvres et de la langue, par la grandeur ou la diminution graduée du gosier, et par une certaine impulsion qui se communique au larynx d'une manière plus ou moins sensible à la vue, selon l'organisation de l'individu, au moins d'après ce que j'ai cru remarquer chez les personnes que j'ai entendues. Les unes font des mouvemens du larynx beaucoup plus marqués que les autres, ce qui provient probablement d'une cause physique que je laisse aux physiologistes le soin d'expliquer.

» Les sons que je crois pouvoir appeler *intermédiaires* doivent se faire de suite après un des sons naturels : pendant que la lame est encore en vibration, on arrête la modulation commencée par un coup de gosier prompt, de manière que l'impulsion donnée, en déterminant une autre note, laisse le temps d'entendre convenablement le nouveau son, chose qui provient encore de la longueur de la respiration. Les personnes qui ont la respiration précipitée se fatiguent bien davantage ; comme je suis dans ce cas, j'en parle d'après ma propre expérience. C'est un fait d'ailleurs qui me semble tout-à-fait simple.

» Dans le commencement de ces études musicales, j'ai remarqué que tout ce que je jouais résonnait tellement dans ma tête, que j'en étais souvent étourdie ; j'éprouvais, principalement sur les dents, un frémissement qui produisait sur ma bouche le même effet que l'on ressent lorsqu'on a un membre endormi ; mais peu à peu ces sensations ont diminué, et aujourd'hui le peu qu'il m'en reste est très-agréable. Quelquefois j'éprouve aussi sur les bras et les jambes le même frémissement, cela dépend beaucoup de la disposition où je me trouve : un instrument nouveau, par exemple, et que je trouve plus sonore que ceux dont je me sers, ne manque jamais de reproduire chez moi les mêmes effets. Les personnes qui ont entendu les harpes éoliennes ou l'harmonica doivent comprendre de telles sensations.

» Pendant les cinq ou six premiers mois que j'ai passés à étudier, j'ai eu continuellement le doigt enflammé; la luette était tellement irritée et me faisait tellement souffrir que je pouvais à peine avaler. J'ignore si c'est une disposition particulière, n'ayant jamais songé à demander aux guimbardistes que j'ai connus s'ils avaient éprouvé le même effet. Une autre observation que j'ai constamment faite, c'est, si je joue à jeun, que j'ai toutes les peines du monde à me faire entendre; les sons n'ont point de force au dehors; je crois qu'ils se perdent dans le corps, au lieu que lorsque je joue après dîner, outre que j'ai une plus grande facilité, l'instrument rend des sons d'une force incompréhensible en les comparant aux premiers.

» Le célèbre guimbardiste M. Scheibler me disait, avant d'avoir vu mes petits instrumens, qu'ils devaient être accordés d'après le diapason de la voix humaine, et être par conséquent plus bas pour un homme et plus haut pour une femme. J'essayais de jouer sur les siens sans en éprouver la moindre gêne. Il fut surpris et fit tout de suite la même expérience sur mes guimbardes, mais il lui fut impossible d'en tirer un son. Il est à remarquer que M. Scheibler a une basse-taille superbe. Plus tard j'entendis au théâtre d'Anvers un Tyrolien qui donnait un concert de guimbarde. Je fus si enchantée de son jeu que je le fis prier de me donner des leçons. Il jouait sur mes guimbardes et moi sur les siennes, sans éprouver ni l'un ni l'autre la moindre difficulté. Loin d'avoir une basse-taille, il avait une voix de fausset peu étendue, surtout dans les tons bas. J'ai auguré de là que si M. Scheibler n'a pas pu jouer sur mes guimbardes, c'est que sa voix est extraordinaire, et que l'observation qu'il croyait être incontestable n'était pas appuyée sur assez d'exemples, d'autant plus qu'il n'avait jamais entendu que des hommes. Il m'avait promis de pousser plus loin ses recherches et de me les communiquer. Je crains que d'autres occupations ne lui aient pris tout son temps ; c'est d'autant plus à regretter que ses connaissances et ses dispositions rares pour la musique lui permettaient de s'en occuper avec succès. »

Tout cela est intéressant pour les effets produits par cet instrument ; mais, pour en expliquer les causes, je commençai à questionner M<sup>lle</sup> M.... afin de m'éclairer sur mon but. Je parvins en effet à savoir que pendant long-temps ses lèvres avaient été enflées, et que le mouvement continuel et l'appui des guimbardes sur cette partie y avait causé une inflammation. La langue a aussi éprouvé le même mal avec un agacement nerveux général, affection à laquelle sont sujets tous ceux qui ont fait de la guimbarde une étude particulière.

Voici à cet égard ce que M. Castil-Blaze rapporte d'un des plus fameux guimbardistes de notre époque, dans le feuilleton du Journal des Débats du 25 janvier 1826 :

« Après avoir parlé des exploits de nos symphonistes, on trouvera peut-être extraordinaire que j'entretienne mes lecteurs d'un joujou musical fort estimé des pâtres de l'Allemagne et des sauvages de l'Amérique. Le flageolet de M. Collinet figure maintenant sans désavantage auprès de la flûte inventée par Apollon, et la modeste guimbarde, puisqu'il faut l'appeler par son nom, s'est élevée au rang des instrumens de musique entre les mains de M. Eulenstein de Wurtemberg. Il faut avoir entendu cet artiste pour se faire une juste idée du parti qu'il en a tiré. Au moyen de seize guimbardes en différens tons, qu'il échange sans interrompre le cours de la phrase musicale, M. Eulenstein exécute les airs, les sonates, les concertos les plus lents et les plus rapides, prépare les modulations les plus extraordinaires ; trilles, sons filés, arpèges, roulades légères, tout est rendu avec une justesse inconcevable. C'est l'harmonica perfectionné*. Je ne crains pas d'affirmer que la guimbarde de M. Eulenstein est digne de l'attention des musiciens, et sur tout des personnes qui s'occupent de l'analyse des résultats des corps sonores : il est impossible de trouver un instrument qui serve mieux à faire connaître ces mystérieux phénomènes. »

Je crois utile d'ajouter que M. Eulenstein avait les dents qui sont placées devant chaque coin de la bouche rongées par le fer des guimbardes ; ses autres dents étaient cariées et toutes d'une couleur noire-jaune. Il attribuait cet accident à l'agacement continuel du son vibrant dans sa bouche, de même que la maigreur de son corps et l'irritation continuelle de ses nerfs.

Après avoir bien réfléchi sur les faits que je viens d'exposer, je voulus rechercher sur moi-même quelles sont les parties qui jouent le plus grand

---

* M. Rossini, à qui j'ai communiqué ces faits, m'a dit avoir été particulièrement frappé lorsqu'il entendit cet artiste exécuter l'air de *Tancredi, di tanti palpiti*. La modulation de *ut* à *la* bémol, qui se trouve dans l'*allegro* de cet air, était faite par M. Eulenstein avec une telle perfection et une telle justesse d'intonation que le plus habile chanteur n'aurait pu mieux la rendre. Ce qu'il y avait de plus remarquable dans l'exécution de ce passage, c'était la manière dont cet artiste filait l'union du *sol* au *la* bémol, en faisant vibrer le *sol* avec tant de force que le célèbre *maëstro* lui-même en tressaillit de plaisir.

10*

rôle dans le mécanisme de la guimbarde. Je
m'exerçai quelque temps sur cet instrument et
pendant plusieurs heures, particulièrement le soir;
mes lèvres furent les premières à ressentir une fatigue qui progressivement me causa du gonflement
et de la douleur; alors je m'étudiai à découvrir si
la contraction forcée et continuelle dans laquelle
se trouvent les lèvres pendant que l'on joue de cet
instrument était une condition nécessaire à sa modulation. Pour me convaincre de ce fait, j'appuyai
ma guimbarde sur les dents, en écartant les lèvres;
je tâchai d'exécuter sans leur secours la même phrase
que j'avais exécutée auparavant, et j'y parvins en effet par le mouvement de la base de la langue et du
voile du palais. Je m'aperçus seulement que les sons
n'étaient pas si sensibles et si harmonieux que lorsque j'approchais mes lèvres des bords des branches
au milieu desquelles la petite languette de l'instrument est ébranlée. De là j'ai conclu que la contraction et le jeu des lèvres dans ce mécanisme ne servent qu'à renforcer les sons qui sont, au reste, modulés particulièrement par le travail de la langue
et par celui du voile du palais, lequel fait l'office
d'une soupape pour régler le courant de l'haleine.
Je remarquai que les muscles supérieurs du pharynx, ainsi que les staphylins et tous les autres qui
jouent un si grand rôle dans les modulations des
sons surlaryngiens de la voix humaine, n'ont ici

qu'une très-faible action. La luette se soulève avec le voile du palais, mais je crois que le mouvement de la luette est consécutif à celui du voile du palais, soit pour régler la vitesse du souffle, soit pour contribuer à la modulation des sons.

La principale cause de ce mécanisme existe donc dans le travail de la langue qui, grossissant en largeur, et se haussant avec sa base vers la voûte palatine, forme un petit tuyau assez analogue à celui qu'on peut remarquer, lors du sifflement, dans la bouche. D'après le résultat de ce mécanisme, le jeu de la guimbarde ne serait donc autre chose que le sifflement de la bouche dont le son varie à cause de l'ébranlement de la petite languette de cet instrument.

Une autre expérience m'a encore convaincu de cette vérité. Je puis à volonté chanter à voix basse, et les modulations que je donne sont d'autant plus sonores que la base de la langue se porte vers la voûte palatine en s'appuyant, avec ses bords, sur les dernières dents molaires de la mâchoire supérieure. Maintenant, si l'on examine la position des organes qui se meuvent pendant la modulation de ces notes, elle est absolument la même que pour le jeu de la guimbarde et le sifflement de la bouche. Quel sera donc l'office du larynx dans cette circonstance? Je crois qu'il fait l'office d'un porte-vent. En se haussant il doit aussi se rétrécir, et diminuer en conséquence, par son action, le courant de l'haleine. Le contraire a lieu quand le larynx s'abaisse.

Les expériences de M. Magendie, ainsi que les miennes, sur l'office de l'épiglotte, m'ont convaincu que toutes les fois que le larynx se hausse il y a aussi rapprochement des lèvres de la glotte jusqu'à leur parfait contact. Un chien à qui l'on a coupé l'épiglotte peut avaler comme si elle existait. Le mécanisme du larynx, pendant le jeu de la guimbarde, ainsi que le sifflement de la bouche, doivent donc contribuer à la lenteur ou à la vitesse du souffle. En effet, si l'on explore le larynx pendant que l'on joue de la guimbarde, ou que l'on siffle, l'on restera convaincu de ce que j'avance, puisqu'en appuyant le doigt sur le thyroïde, l'on aperçoit tous les mouvemens que je viens d'indiquer. L'on pourrait m'objecter que ce résultat est dû au travail des muscles de l'os hyoïde et de ceux de la langue : mais ces mouvemens peuvent-ils être indépendans de ceux du larynx? Le rapport anatomique et physiologique qui existe entre toutes ces parties nous prouve le contraire.

La résonnance du nez n'est pour rien dans le jeu de la guimbarde, ainsi que dans le sifflement, puisque l'on peut jouer de cet instrument et siffler avec les narines fermées sans qu'il y ait la moindre altération dans le timbre et la sonoréité des modulations.

Il reste à se rendre raison de l'irritation ou agacement nerveux qu'éprouvent toutes les personnes qui ont fait de la guimbarde une étude particulière. La guimbarde étant formée de deux métaux différens, cuivre et fer, je me suis demandé si cet effet nerveux ne serait pas le résultat d'une espèce de galvanisme : n'avons-nous pas en effet dans ces deux métaux et dans la nature de la salive les conditions reconnues pour le développement de ce fluide *impondéré?* Je laisse au lecteur le soin d'en juger.

(10) Qui se prononce comme la voyelle française *e.*

(11) Qui se prononce comme la voyelle française *i.*

(12) Ici nous sommes bien loin d'être de l'avis de M. Rusch. Dans un prochain Mémoire nous nous proposons d'expliquer l'influence du larynx dans le sifflement , ainsi que les phénomènes qu'on peut constater d'après les expériences récentes de M. Cagniard de la Tour.

(13) Pour se faire une idée du son que *ng* ont en anglais, il faut d'abord prononcer la syllabe *ing*, dont le similaire en français est *ingüe*. Si ensuite on fait par la pensée abstraction du son ini-

tial *i* et du son final représenté par *ūe*, le point transitif sur lequel s'arrête la voix en passant de *i* à *ůe* donne la valeur affectée à *ng*.

(14) Voyez : *The Philosophy of the human voice*, section 3 , *of the elementary sounds of the English language ; with their relations to the radical and vanishing movement.*

(15) Prononcez *îcle* et *ōūze*.

(16) Je crois que l'auteur veut parler ici de cette espèce de fausset qu'on a nommé *voix de tête* et que nous considérons comme un son laryngien modifié par les muscles surlaryngiens. Voilà le point où plusieurs maîtres de chant ont cru remarquer un troisième registre ; il ne s'agit que de diminuer la vitesse de l'haleine dans le même temps qu'on renforce la contraction des muscles surlaryngiens, pour obtenir une note laryngienne étouffée, qui simule une voix surlaryngienne, mais qui n'est en fait qu'une note laryngienne modifiée par les moyens indiqués.

(17) L'auteur donne ici la demiphore très-imparfaite du mécanisme de la voix de fausset.

Les phénomènes qu'on observe dans la voix surlaryngienne et que j'ai exposés dans mon

Mémoire donneront une idée assez exacte de ce mécanisme.

(18) *Hummins* est une onomatopée dont la prononciation et l'effet peuvent être figurés par une articulation tant soit peu prolongée des deux premières syllabes $h\bar{o}m$, $m\bar{\imath}n$, $g\breve{u}e$.

(19) Le mécanisme qui produit la *voix orotunde* doit être le même que celui auquel est due la voix ordinaire ; ce qui nous fait distinguer l'une de l'autre peut être attribué, selon moi, à la prolongation de chacun des sons de la voix orotunde, laquelle approche en quelque sorte du chant.

D'après ma manière de concevoir la voix orotunde, elle doit être claire, pleine, forte, sonore, et s'étendre depuis la note laryngienne la plus grave, jusqu'à la plus aiguë. Dans les notes graves de cette espèce de voix, le larynx étant abaissé et comprimé d'avant en arrière et de haut en bas, il s'en suit, dans la direction des cordes sonores, un changement qui les empêche d'osciller librement et occasione un son guttural qui ressemble assez à un son d'enrouement.

(20) Il y a ici une erreur de fait. Dans une note précédente, j'ai dit que le fausset, que l'auteur confond ici avec la voix de tête, était un son laryn-

gien comprimé par l'action de certains muscles ;
dans ce cas, le souffle passe par le nez, et il suffit
d'en faire l'essai pour s'en convaincre sur-le-
champ. Il n'y a que dans l'exécution des notes
vraiment surlaryngiennes que le passage du nez se
trouve fermé.

(21) L'auteur fait ici une étrange critique du
principe qu'il a proclamé au commencement de
cette section. Après s'être récrié sur les erreurs
dans lesquelles sont tombés les faiseurs de systèmes,
il a déclaré qu'il se bornerait à rechercher les causes du mécanisme de la voix en prenant pour gui-
des les effets appréciables à l'oreille, et ce n'est
qu'à ce point avancé de sa digression qu'il s'aperçoit des déceptions auxquelles il s'expose en se
fiant à un guide aussi incertain. Si le témoignage
de l'oreille est trompeur dans le cas de ventriloquisme, il peut l'être dans tous les autres cas ;
alors que penser d'une méthode basée sur un pareil principe? Cette contradiction me paraît si
forte que j'ai peine à croire que l'auteur ait réellement exprimé sa pensée ; et cependant les termes
sont précis.

(22) C'est assurément la première fois qu'on ait
songé à rapprocher la faculté de tousser de la diction ou du chant. Il y a dans un tel aperçu tout le

mérite de la nouveauté. Mais n'y aurait-il point ici quelque affectation à créer des contrastes, ou à rechercher dans des comparaisons inusitées, des explications qui s'offrent d'elles-mêmes, et sans qu'il soit besoin de recourir à de si laborieuses analyses? Ou je me trompe, ou l'auteur se borne à indiquer une identité entre la fonction des poumons, au moment qui suit la voix dans un accès de toux, et la faculté de ralentir l'expiration de l'haleine dans le discours ordinaire, la déclamation ou le chant. Mais n'est-il pas étrange qu'on se serve de l'exemple d'une affection maladive et purement accidentelle pour décrire une faculté qui existe bien plus énergiquement dans la disposition habituelle et intacte des organes? La voix orotunde, ou la faculté de l'acquérir, est basée sur la possession naturelle ou acquise d'une inspiration prolongée et d'une expiration méthodique. Si c'est là ce que l'auteur a voulu dire, il ne nous apprend rien de neuf. Il semble qu'il veuille expliquer ainsi l'origine de la voix orotunde dans le son sourd et aspiratif qui suit l'éclat de voix dans la toux. C'est dans la faculté d'émettre ce son qu'il recherche les moyens d'améliorer la qualité de la voix. Je crois qu'il y a dans cette recherche quelque chose de disparate qui ne convient ni à la nature ni au titre de l'ouvrage; c'est au lecteur à en juger.

Ce degré de perfection dans la qualité de la voix

que l'auteur désigne ici sous le nom d'orotunde, doit s'acquérir par le même procédé que celui qui améliore la voix chantante. Ce procédé consiste dans une inspiration profonde qui remplit la plus grande capacité des poumons, jointe à la précaution de ne point faire d'aspiration du souffle. Dans l'exécution d'un morceau de musique, l'inspiration, toujours profonde, doit être lente ou précipitée selon le caractère de cette musique ou la manière dont ses phrases sont coupées. Ainsi, pendant la pause ou la demi-pause, l'inspiration peut être lente, tandis que dans une phrase musicale entrecoupée de soupirs et de demi-soupirs, elle doit se faire rapidement. Dans tous les cas, il est essentiel, pour la perfection de la voix, de se guider sur la longueur de la phrase musicale afin d'émettre une quantité relative de l'haleine, de manière à éviter que les poumons soient épuisés avant que la phrase musicale soit terminée ou qu'on ait atteint une pause quelconque qui permette de faire une nouvelle inspiration. Il faut même qu'il y ait toujours en réserve, dans les poumons, un certain volume d'air après l'exécution de chaque période; la note finale en sera toujours plus précise, et la sonoréité de la voix plus parfaite.

Ces principes, appliqués à la diction, doivent produire la voix orotunde et la conserver pendant tout le cours d'une conversation ordinaire, d'un discours oratoire ou d'une déclamation ; c'est en effet par l'application de ces principes que les grands artistes donnent à leur voix une étendue extraordinaire, et qu'ils parviennent à renouveler l'inspiration de l'haleine, à certains points de passages très-longs ; l'habitude et le goût leur font discerner le moment précis, où, sans nuire à l'effet musical, et quelquefois sans que le public s'en aperçoive, ils peuvent exécuter cette inspiration.

L'homme dont les talens extraordinaires en musique firent l'admiration de son siècle, le célèbre Pacchierotti, de qui j'eus le bonheur de recevoir mes premières leçons de chant, était tellement pénétré de l'importance de ces principes, qu'il résumait l'art de la musique vocale en cette unique règle : *Respirate bene ; mettete ben la voce ; pronunciate chiaramente, ed il vostro canto sarà perfetto.*

Mais, pour qu'il devienne facile d'obtenir ces résultats, il est besoin que l'orateur, et plus encore le chanteur, se soient habitués à n'être point émus par la présence du public, ou troublés par un manque de confiance dans ses moyens. Quoique cette habitude soit quelquefois presque impossible à contracter, nous pouvons affirmer, d'après notre propre expérience, ainsi que d'après celle de la plupart des artistes et des amateurs, qu'avec de la persévérance et de la volonté, on acquerra tou-

jours le degré d'assurance et le calme nécessaire
pour une bonne exécution.

(23) Voici le texte anglais : *Now let this compound function, consisting of the exploded vocality and subjoined aspiration be changed into an entire vocality, by continuing the tonic in the place of the aspiration.*

Il est difficile de traduire ce passage; la langue française n'a point de verbe qui soit affecté à l'action d'une explosion. On dit faire une explosion, et l'on est ainsi privé d'un équivalent au participe *exploded*. Ensuite, bien que l'analogie qui existe dans la manière de former dans les deux langues les mots tels que: *facilité, gravité, humilité, — gracility, gravity, humility,* semblât autoriser à traduire *vocality* par *vocalité*, je n'ai osé me permettre cette licence.

(24) Rusch, *the Philosophy of the human voice,* section 7, *of the expression of speech.*

# Explication de la planche.

*Fig*. 1. État naturel des parties supérieures visibles du tuyau vocal, chez les basses-tailles.

*Fig*. 2. Travail des mêmes parties du tuyau vocal
dans les notes graves chez les mêmes.

Dans cette figure, la pointe de la langue
est en forme de crochet. Quoique ce phénomène ne se montre point dans toutes les
basses-tailles, cependant on le rencontre
chez celles qui ont une voix très-grave, et
dont la langue dépasse, d'environ un tiers,
son volume ordinaire. Celle que nous pré-
sentons ici offre le modèle du travail de la
langue de M. Santini, dans les notes graves.

*Fig*. 3. Même travail chez les mêmes individus,
dans les notes aiguës.

*Fig*. 4. État naturel des parties supérieures visibles du tuyau vocal, chez les tenors-contraltini.

*Fig*. 5. Travail des parties supérieures visibles du tuyau vocal chez les mêmes individus, dans les notes graves.

*Fig*. 6. Travail des mêmes parties chez ces derniers, dans les notes aiguës.

*Fig*. 7. État naturel des parties visibles du tuyau vocal, chez les soprani-sfogati.

*Fig*. 8. Travail de ces mêmes parties chez les mêmes individus, dans les notes graves.

*Fig*. 9. Travail des mêmes parties dans les mêmes, pendant l'émission des notes aiguës.

Chez quelques cantatrices la cavité semi-conique de la langue est encore plus prononcée qu'on ne le voit dans cette figure.

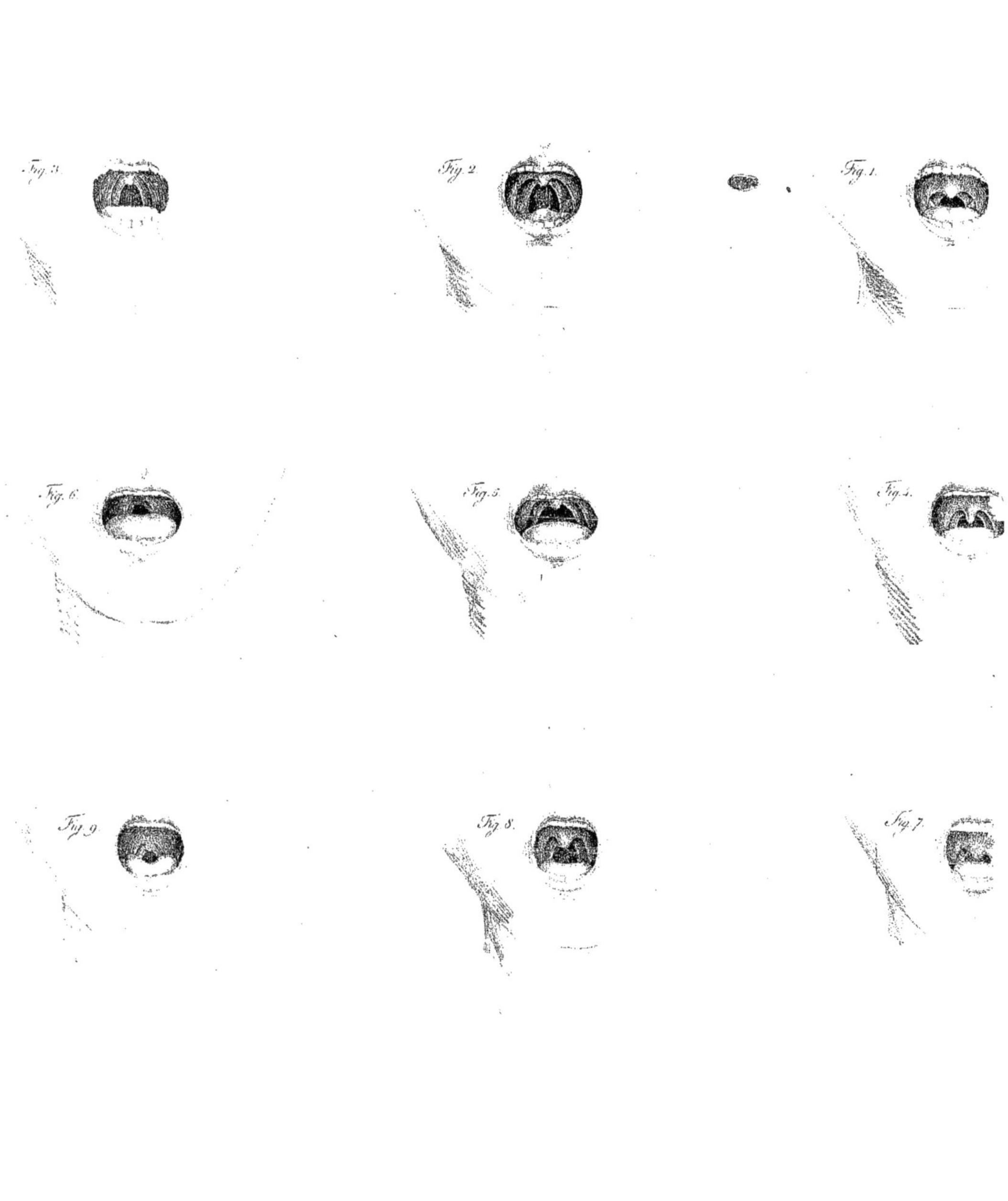

Fig. 3.
Fig. 2.
Fig. 1.
Fig. 6.
Fig. 5.
Fig. 4.
Fig. 9.
Fig. 8.
Fig. 7.

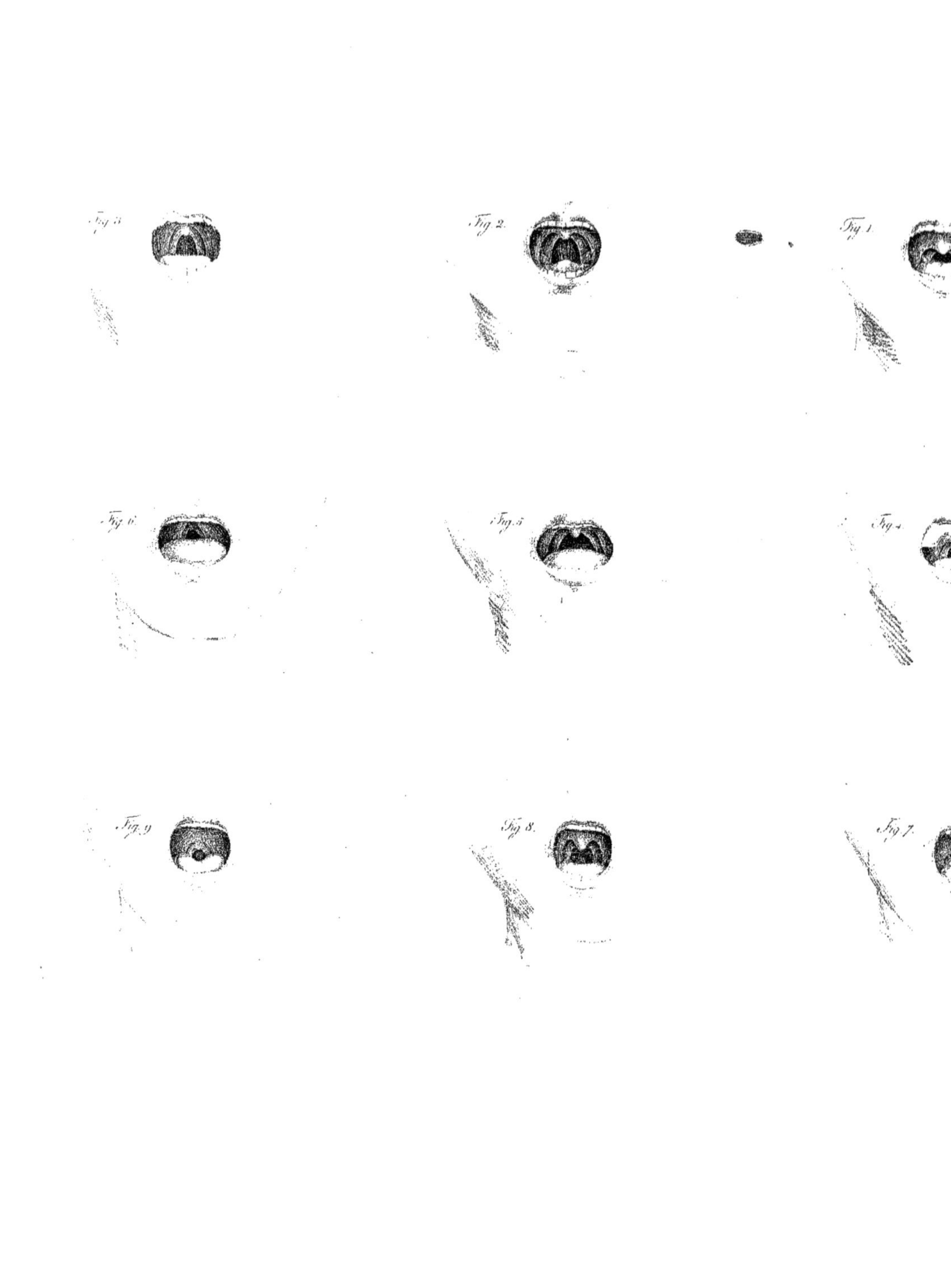

Fig. 3.
Fig. 2.
Fig. 1.
Fig. 6.
Fig. 5.
Fig. 4.
Fig. 9.
Fig. 8.
Fig. 7.